# BULLETIN SCIENTIFIQUE

## DE LA FRANCE

## ET DE LA BELGIQUE

PUBLIÉ PAR

## ALFRED GIARD

*Professeur à la Sorbonne (Faculté des Sciences)*

(EXTRAIT DU TOME XXIV)

# CONTRIBUTIONS
## A L'ÉTUDE DE LA MYOLOGIE COMPARÉE

### *MEMBRE POSTÉRIEUR*
### *CHEZ UN CERTAIN NOMBRE DE BATRACIENS ET DE SAURIENS*

PAR

### A. PERRIN

**PARIS,**

Georges CARRÉ,
Rue St-André-des-Arts, 58,

et

Paul KLINCKSIECK,
Rue des Écoles, 52.

**LONDRES,**
DULAU & C°,
Soho-Square, 37.

**BERLIN,**
FRIEDLÄNDER & SOHN
N.-W., Carlstrasse, 11.

(Sorti des presses le 20 janvier 1893).

Publications de la Station zoologique de WIMEREUX AMBLETEUSE

SOUS LA DIRECTION DE

Alfred GIARD,

PROFESSEUR A LA SORBONNE.

I.

# BULLETIN SCIENTIFIQUE

## DE LA FRANCE ET DE LA BELGIQUE.

VINGT-QUATRIÈME ANNÉE (1892)

Le *Bulletin scientifique* paraît par livraisons datées du jour de leur publication. Chaque volume grand in-8°, contient 500 pages environ et de 15 à 30 planches hors texte.

Sans négliger aucune des parties des sciences biologiques, la direction s'attache surtout à publier des travaux ayant trait à l'Évolution (ontogénie et phylogénie) des êtres vivants. Les recherches relatives à l'éthologie et à la distribution géographique dans leurs rapports avec la théorie de la Descendance occupent aussi une large place dans le *Bulletin*.

Enfin, ce recueil peut être considéré comme le Journal de la Station maritime de *Wimereux Ambleteuse* (Pas-de-Calais), fondée et dirigée depuis 1873 par le Professeur A. GIARD.

Les tomes I, II, III, IV, VIII, IX, X et XI sont épuisés. Quelques exemplaires des tomes V, VI et VII sont encore en vente au prix de 15 fr. le volume ; les tomes XII à XVI au prix de 10 fr. ; les tomes XVII et XVIII au prix de 20 fr. ; et à partir du tome XIX au prix de 30 fr. le volume.

Le tirage étant limité, ces prix seront rapidement augmentés.

### PRIX DE L'ABONNEMENT A UN VOLUME

Pour Paris . . . . . . . . . . . . . . . . . . . . . . . . . . . . . . . **20 fr.**
Pour les Départements et l'Étranger . . . . . . . . . . . . . . . **22 »**

L'abonnement est payable après la livraison de chaque volume, et sera continué, sauf avis contraire et par écrit.

*Adresser tout ce qui concerne la Rédaction et l'Administration à*

MM. ALFRED GIARD, 14, rue Stanislas, ⎱ Paris.
JULES BONNIER, 75, rue Madame, ⎰

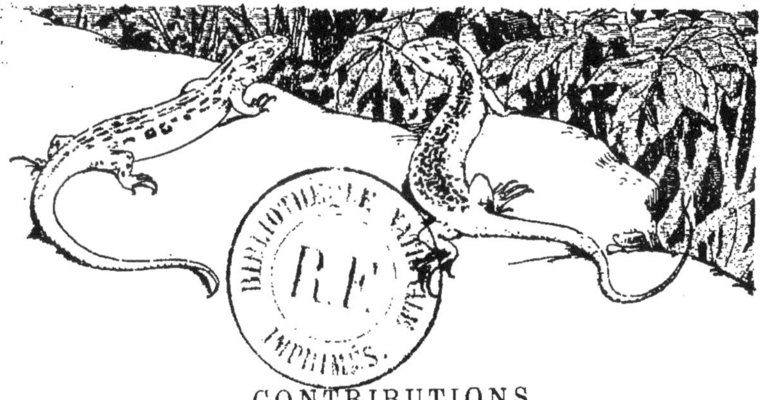

# CONTRIBUTIONS

## A L'ÉTUDE DE LA MYOLOGIE COMPARÉE:

*MEMBRE POSTÉRIEUR*

*CHEZ UN CERTAIN NOMBRE DE BATRACIENS ET DE SAURIENS*

PAR

A. PERRIN.

Planches XVI - XXIII.

## INTRODUCTION.

Si on ouvre un livre d'Anatomie comparée on est immédiatement frappé du peu de développement donné à la myologie comparée. On décrit le squelette avec la plus grande précision, on recherche avec un très grand soin les homologies des os, et on néglige complètement le muscle, l'organe actif du mouvement, sans lequel le squelette serait incapable de se déplacer.

Les nombreux travaux sur le squelette sont très légitimes, puisque outre l'intérêt direct qu'offre la connaissance des différents os, ils nous permettent de rattacher aux vertébrés vivants, le nombre immense des vertébrés apparus et disparus pendant les périodes géologiques.

Mais l'étude des muscles ne présente-t-elle pas le même intérêt, puisque leur connaissance exacte est indispensable à celle du squelette? Comme l'a fait remarquer si judicieusement SABATIER dans son grand travail sur la comparaison des ceintures scapulaires et pelviennes (**29**) (*), on ne peut connaître l'os qu'en connaissant parfaitement le muscle. « Il faut considérer, dit-il, que les os sont faits pour les muscles, plus encore que les muscles pour les os. » L'os d'apparence si rigide est absolument malléable sous l'action du muscle dont il est une simple dépendance. « Cette proposition, dit SABATIER, trouve du reste un élément de démonstration dans la date relative d'apparition du système musculaire et du système osseux. » « Les muscles apparaissent de très bonne heure et sont d'abord en rapport avec un tissu conjonctif embryonnaire, qui acquiert plus tard la consistance cartilagineuse, et plus tard encore la consistance osseuse à mesure que le système musculaire dont il doit rendre l'action utile acquiert plus d'énergie et d'activité. On sait, du reste, aussi que dans l'apparition successive des types de la série phylogénique le système musculaire a largement précédé les parties solides, qui doivent leur servir de leviers. » « Il serait donc rationnel d'établir les homologies osseuses sur l'étude des parties musculaires. »

Si je cite longuement SABATIER, c'est que je ne puis comprendre comment on a si longtemps cherché, par la comparaison des seuls os, les rapports de structure, qui pouvaient exister entre le membre des vertébrés supérieurs et la nageoire des poissons. On s'est demandé quelle était la série d'os correspondants à ceux du metapterygium, comment étaient disposés les rayons secondaires par rapport à ce rayon principal, sans rechercher si on ne pouvait pas retrouver les rayons musculaires qui avaient précédé et qui étaient la raison d'être des rayons osseux. Les muscles qui pouvaient donner les meilleurs renseignements à cet égard étaient évidemment les extenseurs des doigts des Urodèles, qui relient aux os du tarse les métatarsiens et les phalanges, or, aucun auteur n'a pris le soin de rechercher les insertions tarsiennes de chacun d'eux. Aussi, comme je le démontrerai, est-on arrivé à des conclusions en contradiction absolue avec les faits.

Par cela même que le muscle apparaît tout au début de la période

---

(*) Les chiffres en caractères gras renvoient à l'index bibliographique, page 169.

embryonnaire et subit toutes les transformations nécessitées par l'évolution de l'être, on aurait grand tort de négliger les renseignements que peut nous fournir la myologie pour la classification des vertébrés.

Dans son Anatomie comparée, WIEDERSHEIM constate d'abord que, dans le domaine de la myologie comparée, c'est surtout dans l'étude des muscles des membres qu'on peut faire quelque chose d'utile eu tenant compte des rapports des os, des muscles et des nerfs ; mais il ajoute que malheureusement les travaux sur la musculature des extrémités ne sont pas encore suffisants, et qu'il est obligé, au lieu de donner un vaste tableau d'ensemble, de se borner à esquisser une simple ébauche.

Ce fut la lecture de cette phrase qui me fit choisir comme sujet d'études les muscles des extrémités postérieures. Résolu à laisser de côté, pour le moment, au moins, les poissons dont les membres postérieurs sont trop différents de ceux des autres vertébrés, pour aller avec méthode je dirigeais mes premières recherches vers les batraciens pour passer de là aux reptiles qui sont le lien entre les oiseaux et les mammifères.

J'ai rapidement constaté que je serais forcé de me borner aux batraciens (urodèles et anoures) et aux sauriens à extrémités bien développées, négligeant les Chamœléons et l'*Hatteria* à cause des nombreuses particularités qu'ils présentent. Les descriptions des muscles du membre postérieur dans ces trois ordres de vertébrés étaient, en effet, trop peu nombreuses, généralement trop succinctes ou manquant de figures, souvent très inexactes et trop variables suivant les auteurs. Pour le pied, en particulier, mes dissections me donnaient des résultats si différents de ceux de mes prédécesseurs, qu'il me fallut de toute nécessité me créer pour moi-même un type *urodèle*, un type *anoure* et un type *saurien* de façon à pouvoir les comparer entre eux.

La raison des nombreuses divergences signalées dans les descriptions des différents auteurs peut trouver une explication dans ce passage du travail de GADOW (**30**) ; je me permets de citer la phrase, car GADOW est celui qui a le mieux étudié les sauriens et qu'il juge des travaux dus la plupart du temps à ses compatriotes. « MIVART et SANDERS sont les seuls, dit-il, qui, sauf FURBRINGER, ne reculent pas devant la pénible recherche des courts tendons musculaires. » Or comme dans le pied des Batraciens et des Sauriens on a généralement à faire à de courts tendons, les divergences constatées s'expliquent d'elles-mêmes.

A propos des reptiles, je citerai encore Hoffmann qui s'est livré à de nombreux travaux de myologie. Dans le *Bronn's Klassen und Ordnungen des Thier-reichs* (**27**), au début du chapitre relatif aux sauriens, il dit : « Dans ce sens, il reste encore beaucoup à faire et on peut même dire que le champ reste encore à peu près tout entier inexploré ; car, à vrai dire, il n'y a que deux travaux à citer : celui de Furbringer et celui de Gadow ». L'étude des muscles du pied des sauriens en particulier, où je cite constamment ces deux auteurs, permettra de juger que, dans ce domaine, tout était à peu près encore à faire.

Après avoir établi, avec un grand talent, que c'est l'homologie des muscles qui entraîne celle des os et qu'il est indispensable d'étudier d'abord les vertébrés inférieurs où les organes sont les plus simples et les moins différenciés, Sabatier lui-même suit une marche absolument opposée pour comparer les ceintures antérieures et postérieures, et cela tient évidemment aux trop nombreuses différences signalées chez les différents types de batraciens ou de sauriens. Aussi, il établit les homologies des os par l'étude directe de ces organes et les muscles lui servent seulement à vérifier l'exactitude de ses conclusions ; de plus, il ne se sert guère que des muscles des Vertébrés supérieurs, à peine cite-t-il parfois les crocodiles ou les tortues.

Les renseignements que l'on peut trouver sur les muscles du membre postérieur sont répartis dans quatre sortes d'ouvrages : les anatomies comparées, les monographies relatives à tel ou tel animal, les travaux de myologie comparée s'étendant à plusieurs classes de Vertébrés et enfin les essais de classification basée sur la myologie.

Les anatomies comparées ne peuvent fournir que très peu de documents. Le chapitre relatif aux muscles du pied manque en général et, quand il existe, il n'y a que des descriptions très incomplètes, très rarement accompagnées de figures ; il me suffira de citer Cuvier (**7**), Stannius (**12**), Owen (**13**), Huxley (**20**), Wiedersheim (**33**). Meckel (**5**) donne des descriptions plus complètes, mais portant en général sur un type unique et qui, faute de figures et de noms propres à chaque muscle, sont à peu près inintelligibles, à moins d'avoir soi-même disséqué et dessiné avec le plus grand soin l'animal décrit.

Dans ce genre d'ouvrages, le seul que l'on puisse consulter avec fruit, est le *Bronn's Klassen und Ordnungen des Thier-reichs* (**27, 31**) où HOFFMANN donne successivement la myologie des urodèles, des anoures et des sauriens. Sauf pour les anoures, il ne semble pas d'ailleurs que le livre soit fait d'après des travaux originaux de l'auteur, c'est une étude résumée des ouvrages de tous ses devanciers, donnant ainsi pour chaque groupe ce que l'on peut considérer comme le type classique de chacun d'eux. HOFFMANN cite particulièrement HUMPHRY pour les urodèles, ECKER pour les anoures et FURBRINGER pour les sauriens. Malheureusement, sauf quelques figures de la cuisse des urodèles et des anoures et du pied de ces derniers, le texte n'est accompagné d'aucunes planches.

Dans les monographies, celles des urodèles sont relativement récentes mais peu nombreuses. On peut citer : DUGES (**6**) qui donne les muscles du bassin et de la cuisse de la *Salamandra*, mais sans autre description que le nom des muscles ;

MIVART (**16**), qui décrit les muscles du *Menopoma* et du *Menobranchus lateralis*, mais qui n'a pas disséqué le pied ;

HUMPHRY (**21**) où l'on trouve une étude complète des membres postérieurs du *Cryptobranchus japonicus* ;

DE MAN (**24**) dont l'excellent travail sur les muscles de la cuisse et de la jambe est accompagné des figures du *Triton*.

Si nous passons aux anoures, nous voyons que les types étudiés sont encore moins nombreux.

En laissant de côté les travaux incomplets de ZENKER (**3**), VAN ALTENA (**4**), MIVART (**26**), KLOETZKE (**2**), KLEIN (**9**), etc., on ne peut guère citer que les anatomistes suivants :

DUGES (**6**) qui, comme pour les urodèles, donne des figures avec une simple légende explicative pour la *Rana* et des figures sans légende pour le *Bufo*. ECKER (**32**) dont la description des muscles de la *Rana* présente peu d'erreurs. On en trouve pourtant une assez étrange et qui est reproduite par HOFFMANN ; il décrit des fléchisseurs aux phalangettes des différents doigts, mais n'indique aucun extenseur pour ces mêmes segments.

Je citerai encore une monographie très incomplète de *Bufo*

*cinereus* par Collan (**8**) de 1847 et une autre encore plus ancienne (1807) mais tout aussi incomplète sur le *Pipa* par Mayer (**1**).

Les monographies des sauriens, appartenant à la même catégorie que ceux que j'ai étudiés, sont plus nombreuses.

Gorski (**11**) a disséqué les muscles de la cuisse et du pied des *Podinema Tejuixin* (*Tejus monitor*).

Furbringer (**18**) parmi les sauriens à extrémités bien développées donne le *Gongylus ocellatus*, l'*Euprepes septemtæniatus* et l'*Euprepes carinatus*. Il y a des figures assez rudimentaires pour le pied.

Sanders (**25**) a étudié le *Platydactylus* et le *Phrynosoma coronatum* : les muscles du pied sont faits d'une façon très sommaire et sans figures.

Humphry (**23**) a fait porter ses recherches sur le *Pseudopus Pallasii*.

Mais le travail de beaucoup plus important et le plus considérable, surtout au point de vue des muscles du pied, est celui de Gadow (**30**). Il a disséqué les sauriens suivants : *Monitor drazaena, Hydrosaurus giganteus, Hydrosaurus salvator, Iguana tuberculata, Lacerta viridis, L. muralis, L. cœrulea, L. stirpium, Cnemidophorus, Cyclodus gigas, Ophryoessa superciliosa, Polychrus marmoratus, Phrynosoma cornutum, Platydactylus*, en tout vingt-sept exemplaires appartenant à quatorze espèces différentes. Je doute, pourtant, qu'il ait étudié le pied chez tous ces animaux, et, s'il ne s'est pas borné à celui d'*Hydrosaurus*, il a dû le disséquer chez un très petit nombre d'espèces.

Quant aux travaux de myologie comparée, j'ai peu de choses à en dire, les différents auteurs ayant rarement comparé les reptiles aux anoures et aux urodèles. J'en excepte Gadow qui a établi les homologies des muscles de la jambe et de la cuisse entre les urodèles et les sauriens. De Man a comparé les mêmes muscles chez les urodèles et les oiseaux, et Dugès donne quelques homologies entre les mêmes muscles chez les urodèles et les anoures. Les autres auteurs ont essayé d'homologuer directement avec ceux de l'homme les muscles du batracien ou du reptile qu'ils étudiaient ; c'était vouloir se mettre en face de difficultés insurmontables. Généralement, comme Humphry, ils ont comparé les muscles des vertèbres supérieurs entre eux et ils signalent exceptionnellement la présence d'un muscle homologue chez les batraciens ou les sauriens.

Je ne connais pas d'auteur ayant essayé d'établir l'homologie des différents muscles du pied entre les urodèles et les anoures ou entre ceux-ci et les sauriens. La comparaison directe des muscles des vertébrés inférieurs avec ceux de l'homme amène quelquefois des résultats assez inattendus. Ainsi MIVART (26) constate que la supériorité de la main de l'homme tient à la présence d'un *opponens pollicis*; aussi est-il très étonné de voir que tandis que l'homme et les singes n'ont qu'un *opponens pollicis* et un *opponens minimi digiti*, la grenouille en a un pour chaque doigt. S'il n'en conclut pas que la patte de la grenouille est supérieure à la main, il avoue, du moins, que cette extrémité doit avoir chez le batracien des fonctions très délicates à remplir, pour légitimer une aussi riche musculature. Je ne sais si, au point de vue anatomique, les muscles qu'il désigne ainsi chez la *Rana* sont homologues de l'*opponens pollicis* de l'homme, mais ils ne le sont pas au point de vue physiologique, ce sont de simples déducteurs qui, en combinant leur action à celle des adducteurs, écartent les doigts pour élargir la rame natatoire de l'animal.

L'utilisation des muscles pour la classification a été tentée par ALIX (34) et par SCHNEIDER (28). Ce dernier auteur est arrivé à des groupements fort curieux en basant sa classification sur la disposition de certains muscles, sans tenir compte des autres caractères anatomiques. C'est ainsi que les anoures, les tortues, les oiseaux et les mammifères forment le groupe des *Theria*, tandis que les *Reptilia* comprennent les ophidiens, les cécilies, les urodèles, les sauriens et quelques autres. L'essai de classification d'ALIX porte en partie sur les muscles du tronc et en partie sur ceux des doigts ; en particulier l'absence de longs extenseurs réunirait les sauriens et les batraciens.

A propos de chaque ordre, je signalerai les espèces que j'ai étudiées. Elles sont malheureusement trop peu nombreuses ; cela tient surtout à la difficulté de se procurer ces sortes d'animaux et aussi au temps considérable nécessaire pour disséquer les muscles au nombre presque de cent pour chaque membre postérieur. Comme ces muscles présentent de nombreuses anastomoses, qu'ils ont des tendons souvent très fins et plus ou moins confondus avec d'autres parties aponévrotiques, il est indispensable d'avoir pour chaque ordre un type dont on ait disséqué un grand nombre d'échantillons, pour être sûr des points d'insertion et n'avoir plus qu'à constater les différences que présentent les autres animaux du même ordre avec le type choisi. C'est ainsi que pour le *Bufo pantherinus* que j'avais choisi à cause de sa taille pour les anoures, j'ai disséqué plus de dix exemplaires, ce qui représente vingt pattes et près de deux mille muscles. Pour vérifier que les nombreuses différences qu'Hoffmann signale entre le *Bufo* et la *Rana* n'existaient pas, j'ai disséqué dans le même cristallisoire muscle à muscle les deux pattes de façon à bien juger des modifications qu'elles pouvaient présenter. Le travail a été le même pour les urodèles et les sauriens.

Pour éviter le reproche que Gadow adresse aux différents anatomistes, j'ai noté sur les os les insertions de tous les muscles.

J'apporte de simples contributions à l'étude de la myologie comparée, mais si je n'ai pas construit l'édifice, j'ai taillé avec conscience un certain nombre de pierres qu'un autre plus savant et plus heureux que moi pourra utiliser pour achever l'œuvre commencée.

C'est le Conseil municipal de Paris qui, en me donnant une bourse de voyage, m'a permis d'aller en Algérie, où tout en étudiant les animaux marins de la baie d'Alger, j'ai pu disséquer et recueillir un certain nombre d'animaux qui m'ont été très utiles dans la suite, tels que *Discoglossus pictus, Bufo pantherinus, Varanus arenarius, Uromastix spinipes, Gongylus ocellatus*. Je suis heureux de le remercier ainsi que M. Viguier, directeur de la station zoologique maritime d'Alger, pour les services qu'il m'a rendus à cet égard. M. L. Vaillant m'a rendu un service analogue en me donnant le *Siredon pisciformis* et l'*Amblystoma mexicanum*. Je dois témoigner aussi toute ma gratitude à M. Bouvier qui, avec une bienveillance parfaite et une bonté sans égale, a toujours été prêt à me rendre tous les services possibles. Qu'il me soit permis enfin d'offrir mon humble témoignage de reconnaissance à M. E. Perrier, dans le laboratoire duquel j'ai fait mes premières recherches et qui, dans la suite, ne m'a jamais ménagé ni ses conseils, ni ses exhortations.

J'ai, autant que possible, donné le même nom aux muscles homologues et toujours le même numéro, ce qui permet de comparer plus facilement les figures. Le nom est basé sur la fonction ; voici la façon dont je l'ai établi.

Supposons le membre perpendiculaire à l'axe du corps ; j'appelle

*Extenseur*, le muscle qui tend à éloigner verticalement un des segments du sol, *Fléchisseur* tout muscle qui a une fonction inverse. L'*Adducteur* est le muscle qui rapproche le membre de la partie antérieure du corps, *Déducteur* tout muscle qui l'en éloigne. Je désigne, sous le nom de *Rotateur direct*, un muscle qui tend à faire tourner un segment de façon que sa face interne devienne externe après avoir été inférieure ; autrement dit si je considère le membre droit, le seul que j'aie décrit et dessiné, un pareil muscle fera tourner le segment mobile autour de l'axe du membre dans le sens des aiguilles d'une montre pour un observateur placé dans l'axe de rotation. Le *Rotateur inverse* produira le mouvement contraire.

Pour chaque ordre, je commence par les fléchisseurs du pied et je termine par les muscles du bassin, parce que cet ordre est le plus commode pour la dissection.

*
* *

## BATRACIENS URODÈLES.

Mes études ont porté sur les urodèles suivants :

*Salamandra maculosa* LAUR., 6 exemplaires.
*Triton vulgaris* OTTH., 1 exemplaire.
*Siredon pisciformis* SHAW., 1 exemplaire.
*Amblystoma mexicanum* TSCH., 1 exemplaire.

J'ai établi la synonymie des muscles et j'ai discuté toutes les descriptions de DUGES, HUMPHRY et HOFFMANN. DUGES est le seul Français qui se soit occupé de la musculature du membre inférieur des urodèles. HUMPHRY a étudié le *Cryptobrauchus japonicus* qui est un urodèle dérotrème faisant passage aux Salamandrines ; c'est d'ailleurs le seul auteur qui donne des figures des muscles du pied. J'ai suivi aussi avec le plus grand soin le travail d'HOFFMANN qui, analysant et résumant les ouvrages de ses prédécesseurs, donne la musculature type de l'ordre ; malheureusement l'absence de figures

du pied chez cet auteur rend souvent les interprétations fort diffi-
ciles, surtout si la description qu'il donne est inexacte.

N'ayant à ma disposition ni *Menopoma*, ni *Menobranchus*, je
n'ai pas cité chaque fois les travaux de MIVART, ne pouvant vérifier
l'exactitude des descriptions qu'il donne.

## SQUELETTE.

Chez la *Salamandra maculosa*, le *Siredon pisciformis* et le
*Triton vulgaris*, le squelette du bassin et des membres postérieurs
ne présente d'autres différences qu'un nombre variable de segments
dans les os des doigts.

Bassin. — Il est formé par la réunion de l'ilion, du pubis et de
l'ischion, qui concourent tous trois à la formation de la cavité cotyloïde.

Ilion (*il*) (Pl. XVII, fig. 9 et 12). — Cet os, dirigé de haut en bas
et d'arrière en avant, s'insère obliquement sur le plan formé pa
les deux autres. L'extrémité supérieure se continue par un épiilion
cartilagineux qui s'articule avec le sacrum. L'extrémité inférieure
est creusée, du côté interne, d'un profond sillon séparant deux
masses dont l'une s'unit au pubis, l'autre à l'ischion. La section de
l'os est triangulaire et on distingue une face supérieure, une face
interne et une face externe.

Pubis (*P*) (Pl. XVII, fig. 9 et 12). — Il est en grande partie cartilagineux, pourtant chez la salamandre, il présente en son milieu,
un point d'ossification assez étendu. On peut distinguer deux
branches : la *branche transversale*, perpendiculaire à l'axe du
corps, qui forme, sur la ligne médiane avec sa congénère, une symphyse pubienne et la branche articulaire qui va rejoindre l'ilion.
L'angle antéro-externe qu'elles forment est l'*épine pubienne (ep p)*.
Au-dessous l'os est perforé par un *trou vasculo-nerveux (t.v.n.)*.
Le pubis présente une face supérieure ou dorsale et une face inférieure ou ventrale.

Ischion (*is*) (Pl. xvii, fig. 9 et 12). — C'est un os large, plat, bien développé, presque rectangulaire. Son bord interne limité par un épi-ischion cartilagineux, s'unit à son congénère pour former une symphyse sciatique. L'angle postero-externe forme l'*épine sciatique* (*ép. s.*). Cet os présente une face supérieure ou dorsale et une face inférieure ou ventrale.

Dans le prolongement des symphyses et à la partie antérieure se trouve un cartilage en forme d'Y (*c. y.*, fig. 12) : cartilage ypsiloïde (sternum abdominal de Sabatier).

Membre postérieur. — Pour simplifier les descriptions, j'appellerai *tête* l'épiphyse antérieure et *base* l'épiphyse postérieure des différents segments. On emploie, en général, une désignation inverse pour les os du pied, mais j'ai tenu à employer les mêmes termes pour tous les os du membre postérieur et les noms de tête du fémur, tête du tibia sont trop usités pour qu'on puisse les remplacer par base du fémur ou base du tibia.

Fémur (*Fe*, Pl. xvii, fig. 9 et 12). — Il est difficile d'établir une séparation nette entre les épiphyses et la diaphyse. C'est la tête de l'os qui pénètre tout entière dans la cavité cotyloïde ; elle est séparée du reste de l'os par une portion étroite ou col. La région trochantérienne, qui vient ensuite, présente un trochanter interne bien développé et un trochanter externe très peu visible. Ces trochanters se continuent par une crête fémorale. Cette région antérieure de l'os a une section triangulaire et présente ainsi trois faces, qui sont inférieure, interne et externe. La crête fémorale est le développement du trochanter interne.

L'os, qui a ensuite une section circulaire et étroite, grossit graduellement jusqu'à son extrémité postérieure où sa section est rectangulaire, on a donc à la base quatre faces qui sont : supérieure, interne, inférieure et externe. La face inférieure présente deux condyles.

Tibia (*T.*, Pl. xvi, fig. 1 et 6, Pl. xvii, fig. 9 et 12). — La diaphyse plus ou moins cylindrique se termine à ses deux extrémités par des épiphyses à sections rectangulaires ; mais tandis que pour la tête le

grand côté du rectangle correspond aux faces supérieure et inférieure, pour la base il correspond aux faces interne et externe. A
partir du milieu de l'os l'angle antero-interne se continue par une
*crête tibiale* (*c. T.*) qui, dans sa partie antérieure, est complètement
détachée de l'os.

Fibula (*F*, Pl. xvi, fig. 1 et 6, Pl. xvii, fig. 9 et 12). — Il a même
forme que le tibia avec cette différence que la tête a plutôt une
section triangulaire et que, pour la base, le grand côté du rectangle
est situé suivant les faces supérieure et inférieure. Il ne présente
aucune crête analogue à la crête tibiale.

Tarse (Pl. xx, fig. 35). — Il présente une première rangée d'os
formée par le fibulaire (*f*), l'intermédiaire (*i*) et le tibial (*t*), au milieu
est le central (*c*) et au-dessous les cinq tarsaliens formant une
deuxième rangée. Chez le triton, les quatrième et cinquième tarsaliens sont soudés en un seul os.

Métatarse (Pl. xx, fig. 35). — Il est formé par cinq métatarsiens
portant les mêmes numéros d'ordre que les doigts, qui leur font suite.

Doigts. — Il y a cinq doigts formés chacun d'un certain nombre
de segments. L'étude des muscles montre que les derniers segments
sont tous homologues, je les appellerai *phalangettes*; pour les
distinguer et pour rendre les descriptions plus simples, je les appellerai première, deuxième, etc., cinquième phalangettes suivant
qu'elles appartiendront au premier, deuxième, etc... cinquième
doigts. C'est d'ailleurs le procédé de nomenclature employé depuis
longtemps pour les métatarsiens. Chez la *Salamandra* le premier
doigt n'a que la phalangette.

Tous les segments qui s'articulent aux métatarsiens sont homologues, ce sont les *phalanges*, que je désignerai comme précédemment par les numéros des doigts correspondants. On aura ainsi des
première, deuxième, etc.., cinquième phalanges.

Lorsque le doigt a trois segments, ce sont les avant-derniers qui
sont homologues, je les appellerai *phalangines* et je les désignerai
comme les autres segments par les cinq premiers numéros.

Chez le *Siredon* et l'*Amblystoma* seuls, le quatrième doigt présente quatre segments; l'étude des muscles m'a montré qu'il était venu s'ajouter entre la phalange et la phalangine, je l'appellerai *phalanginette*.

Hoffmann désigne autrement les segments des doigts. Le segment articulé avec le métatarsien est la première phalange, celui qui lui fait suite est la deuxième phalange, puis la troisième, etc. Cette désignation complique beaucoup les noms des muscles ; ex : *Tarsali fibulari phalanx prima digiti longus IV* (Hoffmann) ; de plus, elle donne le même nom de deuxième phalange, par exemple, au deuxième segment des différents doigts qui ne sont absolument pas des os homologues.

| | 1er DOIGT. | 2e DOIGT. | 3e DOIGT. | 4e DOIGT. | 5e DOIGT. |
|---|---|---|---|---|---|
| Phalange ......... | 1 (*Triton, Siredon*). | 1 | 1 | 1 | 1 |
| Phalanginette ..... | 0 | 0 | 0 | 1 (*Siredon*). | 0 |
| Phalangine........ | 0 | 0 | 1 | 1 | 0 |
| Phalangette....... | 1 | 1 | 1 | 1 | 1 |

## MUSCLES.

9. *a* (*) Fléchisseur externe des doigts. (Pl. xvi, fig. 1 et 2. — Pl. xvii, fig. 10 et 13).

*Peroneo sous-digital* (66). Duges.
*Superficial stratum of plantar muscles of leg and foot. s. flexor sublimis digitorum.* Humphry.
*Femoro fibulæ digiti I-V* (69). Hoffmann.

Ce muscle qui est superficiel présente une large ligne d'insertion, qui part du condyle externe du fémur et s'étend sous forme de bande étroite le long du bord externe de la face inférieure du fibula. On trouve également une petite surface d'insertion à la face inférieure

(*) Les chiffres arabes placés devant le nom de chacun des muscles indique le numéro sous lequel ce muscle est désigné dans les planches (voir pour la liste complète de ces muscles, avec leurs numéros correspondants, à l'explication des planches, page 173).

du fibulaire et du cinquième tarsalien. Les fibres se dirigent obliquement du côté interne où elles s'unissent peu à peu à l'aponévrose plantaire. Ce muscle paraît plus particulièrement destiné aux quatrième et cinquième doigts.

Chez le *Siredon* et l'*Amblystoma* il ne représente pas d'insertions sur le fibulaire et le cinquième tarsalien.

Sa contraction amène celle des segments reliés par des tendons ou des muscles à l'aponévrose plantaire.


## 9. *b*. Fléchisseur interne des doigts. (Pl. xvi, fig. 1 et 3).

*Peroneo sous-digital* (66). DUGÈS.
*Deeper part s. Pronator pedis*. HUMPHRY.
*Femoro fibulæ metatarsi I, II, III* (70). HOFFMANN.


Ce muscle a son bord externe caché par le précédent, il en est séparé par le fléchisseur commun profond des phalanges (41), qui sera décrit plus loin. Il est étalé à la face postérieure de la jambe et du tarse ; aucune de ses fibres ne naît du fémur, une partie sort du fibula au bord interne de l'insertion du muscle précédent, les autres s'insèrent au fibulaire et sur les cinquième, quatrième, troisième et second tarsaliens.

L'origine sur les deuxième et cinquième tarsaliens est peu considérable. Ses fibres se dirigent obliquement du côté interne et s'unissent à l'aponévrose plantaire.

Ce muscle semble plus particulièrement destiné aux trois premiers doigts ; sa contraction fléchit les segments auxquels aboutissent les tendons ou les muscles qui partent de son bord postérieur.


Tendons et muscles naissant soit de l'aponévrose plantaire soit du bord postérieur des muscles précédents.


## 11. 12. 13. 14. 15. Tendons fléchisseurs des phalangettes. (Pl. xvi, fig. 1. 2. 3).

L'aponévrose plantaire donne naissance à cinq tendons plats.

Chacun d'eux suit la face inférieure du doigt correspondant, et se termine au bord antérieur de sa phalangette. Une lame aponévrotique formant gaîne empêche que le tendon ne s'écarte des os du doigt.

## 17. Fléchisseur de la troisième phalangine. (Pl. xvi, fig. 1. 2 et 3).

C'est un petit muscle triangulaire, qui sort du bord postérieur des fléchisseurs des doigts (9*a* et 9*b*) ; il est recouvert par le tendon fléchisseur de la troisième phalangette (13) ; à la hauteur de l'articulation metatarso-phalangienne ses fibres se transforment en un tendon, qui longe le troisième doigt et se fixe à la face inférieure de la tête de la troisième phalangine en s'unissant au fléchisseur primitif de la troisième phalangine (20) sous-jacent.

## 18. Fléchisseur de la quatrième phalangine. (Pl. xvi, fig. 1. 2 et 3).

Muscle semblable au précédent mais relatif au quatrième doigt.

## 20. Fléchisseur primitif de la troisième phalangine. (Pl. xvi, fig. 1. 2. 3. 4 et 5).

(Un des) *Phalangei*. HUMPHRY.
*Phalanx I–phalanx II digiti III* (75). HOFFMANN.

C'est un petit muscle triangulaire très plat qui recouvre la face inférieure de la troisième phalange au tiers supérieur de laquelle il se fixe. Au niveau de la base de la phalange il se continue par un tendon, qui se transforme en un demi-cercle fibro-cartilagineux fixé au bord antérieur de la tête de la troisième phalangine.

C'est à ce demi-cercle qu'aboutit le fléchisseur de la troisième phalangine (17).

Fléchit la phalangine sur la phalange.

## 21. Fléchisseur primitif de la quatrième phalangine. (Pl. xvi, fig. 1. 2. 3. 4 et 5).

(Un des) *Phalangei*. HUMPHRY.
*Phalanx I–phalanx II digiti IV* (75). HOFFMANN.

*Salamandra* et *Triton* : muscle analogue au précédent mais relatif au quatrième doigt.

*Siredon* et *Amblystoma* : même description que pour la salamandra, seulement il naît de la quatrième phalanginette dont il recouvre la face inférieure.

### 23. Fléchisseur de la quatrième phalanginette.

*Siredon* et *Amblystoma* : c'est un muscle situé sous le Fléchisseur de la quatrième phalangine (18) qui l'a divisé en deux. Il est donc formé par deux petits muscles écartés l'un de l'autre sur la ligne médiane, naissant tous deux du bord postérieur des fléchisseurs des doigts (9*a* et 9*b*) et terminés chacun par un tendon inséré l'un au bord interne l'autre au bord externe du demi cercle fibrocartilagineux du muscle sous-jacent. Manque chez la *Salamandra* et le *Triton*, où la 4ᵉ phalanginette manque également.

### 24. Fléchisseur primitif de la quatrième phalanginette.

*Siredon* et *Amblystoma* : même description que pour le fléchisseur primitif de la quatrième phalangine (21).
Avec cette différence qu'il naît de la quatrième phalange.
Manque chez la *Salamandra* et le *Triton*.

### 30. Fléchisseur de la première phalange.

*Siredon, Amblystoma* et *Triton* : c'est un muscle plat, recouvrant la face inférieure du premier métatarsien, qui sort du bord postérieur des fléchisseurs des doigts (9*a* et 9*b*). Arrivé à l'articulation métatarso-phalangienne il unit son tendon à celui du fléchisseur profond de la première phalange (42), et se fixe ainsi au bord antérieur de la première phalange.
Il manque chez la *Salamandra* où la 1ʳᵉ phalange manque également.

### 31. Fléchisseur de la deuxième phalange. (Pl. xvi, fig. 1. 2 et 3).

Petit muscle relatif au deuxième doigt et qui se comporte d'ailleurs absolument comme le muscle analogue du premier doigt. Il existe chez la *Salamandra*.

32. Fléchisseur de la troisième phalange. (Pl. xvi, fig. 1. 2 et 3).

Muscle analogue au précédent, il en diffère sur un seul point, c'est qu'il est inférieurement divisé en deux moitiés, une externe et une interne, par le passage du fléchisseur de la troisième phalangine (17).

33. Fléchisseur de la quatrième phalange. (Pl. xvi, fig 1 et 2).

Même description que pour le muscle précédent.

34. Fléchisseur de la cinquième phalange. (Pl. xvi, fig. 1 et 2).

Même description que pour le fléchisseur de la deuxième phalange.

36. Fléchisseur du premier métatarsien. (Pl. xvi, fig. 1. 2 et 3).

Muscle plat naissant du bord postérieur des Fléchisseurs des doigts (9a et 9b); il est recouvert par le Fléchisseur de la première phalange (30). Il s'insère au bord interne du premier métatarsien. Chez la *Salamandra* il se fixe de plus à la base de cet os.

37. Fléchisseur du deuxième métatarsien. (Pl. xvi, fig. 1 et 3).

Il est presque complètement caché par le Fléchisseur de la deuxième phalange (31) qui le recouvre, et dont il semble être simplement une lame détachée. Il sort du bord postérieur des Fléchisseurs des doigts (9a et 9b); il est divisé en deux lambeaux par le fléchisseur profond de la deuxième phalange (43). Ces deux moitiés se fixent à droite et à gauche de la base du deuxième métatarsien, sur la face inférieure de cet os. La moitié externe est la moins développée à cause de l'insertion du deuxième intermétatarsien (68).

**38. Fléchisseur du troisième métatarsien.** (Pl. xvi, fig. 1 et 3).

**39. Fléchisseur du quatrième métatarsien.** (Pl. xvi, fig. 1 et 2).

**40. Fléchisseur du cinquième métatarsien.** (Pl. xvi, fig. 1 et 2).

Description analogue à celle qui a été donnée pour le muscle correspondant du deuxième métatarsien (37).

Tous les muscles qui précèdent sauf les fléchisseurs primitifs des troisième, quatrième et cinquième phalangines (20. 21. 22) sont décrits par HUMPHRY et par HOFFMANN comme formant deux couches musculaires.

La première (*Femoro fibulæ digiti I-V* (69) d'HOFFMANN et *Flexor sublimis digitorum* d'HUMPHRY) naîtrait du femur et du fibula et donnerait naissance à tous les tendons et à tous les muscles des différents segments des cinq doigts. Chaque doigt recevrait un faisceau se subdivisant en trois parties : deux latérales allant aux faces latérales des métatarsiens et des premières phalanges, et une au milieu allant aux phalanges terminales. Au troisième et au quatrième doigts, où il y a des phalangines la partie médiane se subdiviserait en trois. Ils n'indiquent donc pas la musculature particulière du premier doigt, ni le fléchisseur de la quatrième phalanginette ; de plus ils font insérer sur les faces latérales des phalanges les fléchisseurs, qui en réalité rejoignent sur la ligne médiane le demi cercle fibro-cartilagineux qui termine les fléchisseurs situés plus profondément.

Ils décrivent ensuite un second muscle : *Pronator pedis* d'HUMPHRY, *Femoro fibulæ metatarsi I, II, III* (79) d'HOFFMANN. D'après ces auteurs ce muscle qui semble correspondre en partie à mon fléchisseur interne des doigts (9*b*) naîtrait du fémur, du fibula, du fibulaire et du cinquième tarsalien, il se terminerait à la face

inférieure des premier, deuxième et troisième métatarsiens. Les
insertions supérieures ne sont pas exactement celles de mon fléchisseur interne des doigts (9*b*) et je n'ai pu trouver à quoi correspondent les insertions inférieures.

L'ensemble de ces muscles a pour fonction la flexion des métatarsiens et des différents segments des doigts.

## 41. Fléchisseur commun profond des phalanges. (Pl. xvi, fig. 1. 3 et 4).

*Long peroneo sous-tarsien* (63). DUGÈS.
*Flexor digitorum profundus*. HUMPHRY.
*Fibulæ metatarsi et digiti I-V* (71). HOFFMANN.

Entre le fléchisseur externe des doigts (9*a*) et le fléchisseur interne
des doigts (9*b*) on trouve un muscle formant un ruban aplati qui sort
entre leurs insertions, du tiers supérieur du fibula ; arrivé à la
deuxième rangée des os du tarse il donne naissance à une large
bande aponévrotique transversale, qui se fixe d'une part entre les
deuxième et troisième tarsaliens et d'autre part entre les quatrième
et cinquième. On voit ainsi que le muscle est fixé à une de ses extrémités à la partie supérieure du fibula, à l'autre entre les quatrième
et cinquième tarsaliens ; dans ces conditions il ne peut avoir d'autre
but que de tenir verticale la jambe lorsque le pied repose horizontalement sur le sol.

Les cinq muscles, qui naissent de l'aponévrose, que je viens de
décrire, forment de petits rubans minces et étroits qui vont s'unir
inférieurement sur la ligne médiane aux fléchisseurs primitifs des
phalanges correspondantes.

Voici les noms de ces muscles :

## 42. Fléchisseur profond de la première phalange. (Pl. xvi, fig. 1 et 4).

Comme il commence au niveau du bord externe du deuxième tarsalien, il a une direction très oblique. Il doit donc jouer aussi le rôle
de déducteur. Chez la *Salamandra* comme la première phalange
manque il se fixe à la base du premier métatarsien.

**43**. Fléchisseur profond de la deuxième phalange.
(Pl. xvi, fig. 1 et 4).

Il naît au bord externe du précédent et, comme lui, a une direction oblique.

**44.** Fléchisseur profond de la troisième phalange.
(Pl. xvi, fig. 1. 3 et 4).

**45**. Fléchisseur profond de la quatrième phalange.
(Pl. xvi, fig. 1. 3 et 4).

Ils suivent la ligne médiane des métatarsiens correspondants.

**46.** Fléchisseur profond de la cinquième phalange.
(Pl. xvi, fig. 1. 3 et 4).

Il naît au niveau du bord externe du quatrième tarsalien, il est donc dirigé obliquement vers l'extérieur et peut jouer un peu le rôle d'adducteur pour le cinquième doigt.

Hoffmann fait naître ce muscle de toute la longueur du fibula et le fait diviser en cinq faisceaux, chacun d'eux se diviserait en trois ; la partie médiane, plus superficielle se fixerait à la phalange et les deux latérales s'inséreraient aux faces latérales des métatarsiens. Le faisceau du premier doigt se diviserait seulement en deux parties, l'une se fixerait au milieu, l'autre au bord latéral de la phalange basilaire.

Humphry donne une description analogue, mais il n'indique comme insertion supérieure que le sommet du fibula, il note de plus les points d'insertion de l'aponévrose sur les os du tarse.

En réalité, je ne comprends guère la présence de ces fléchisseurs profonds des phalanges, alors que chaque phalange possède déjà deux autres fléchisseurs ; de plus, bien que paraissant être des subdivisions du fléchisseur profond commun des phalanges (41), ils ne sont pas dans son prolongement et ont une insertion supérieure indépendante de lui. Il est assez probable, qu'on est en présence d'un muscle en voie d'évolution et de disparition, c'est ce que nous montrera l'étude des anoures et des reptiles.

48. Fléchisseur primitif de la première phalange.

49. Fléchisseur primitif de la deuxième phalange. (Pl. xvi, fig. 1 et 5).

50. Fléchisseur primitif de la troisième phalange. (Pl. xvi, fig. 1 et 5).

51. Fléchisseur primitif de la quatrième phalange. (Pl. xvi, fig. 1 et 5).

52. Fléchisseur primitif de la cinquième phalange. (Pl. xvi, fig. 1 et 5).

*Metatarso phalangei.* Humphry.
*Metatarso phalangei* (74). Hoffmann.

Chacun de ces petits muscles constitue un ruban mince et plat, qui se fixe à la face inférieure de chacun des métatarsiens et à peu près en son milieu. Le muscle occupe la ligne médiane du métatarsien et arrivé à la base de cet os, il se transforme en un tendon qui se continue par un demi-cercle fibro-cartilagineux fixé au bord antérieur de la phalange correspondante. C'est à ce cartilage qu'aboutit pour chaque phalange le fléchisseur et le fléchisseur profond correspondants.

Le fléchisseur profond de la première phalange manque chez la salamandra. Humphry et Hoffmann n'indiquent pas cette absence.

53. Fléchisseur primitif du premier métatarsien. (Pl. xvi, fig. 1. 4 et 5).

Petit muscle mince et plat caché par le fléchisseur du premier métatarsien (36). Son insertion peu étendue se trouve au bord inférieur du deuxième tarsalien à peu près sur la ligne médiane et à la face inférieure de cet os. Ses fibres se dirigent obliquement vers l'extérieur et se fixent au bord externe du premier métatarsien dans son premier tiers.

Il joue le rôle de déducteur du 1er doigt.

**54.** Fléchisseur primitif du deuxième métatarsien.
(Pl. xvi, fig. 1. 4 et 5).

Ce muscle prend naissance au bord postérieur du deuxième tarsalien à la face inférieure du pied, il s'insère sur la face inférieure du deuxième métatarsien et à peu près au milieu de cet os, et se termine par deux courtes pointes, se fixant l'une au bord externe, l'autre au bord interne. Elles comprennent l'insertion du fléchisseur primitif de la deuxième phalange (49).

Fléchisseur s'il est considéré dans son ensemble, il peut être regardé comme formé de deux muscles l'un serait adducteur et l'autre déducteur. Remarquons que ce dernier s'insérant en partie au troisième tarsalien aurait une action prépondérante. La moitié adductrice manquerait au premier doigt.

**55.** Fléchisseur primitif du troisième métatarsien.
(Pl. xvi, 1. 4 et 5).

**56.** Fléchisseur primitif du quatrième métatarsien.
(P. xvi, fig. 1. 3. 4 et 5).

Description et remarques analogues à celles du muscle 54.

**57.** Fléchisseur primitif du cinquième métatarsien.
(Pl. xvi, fig. 1. 3. 4 et 5).

Description et remarques analogues à celles du muscle précédent, avec cette différence, que l'insertion supérieure a lieu sur le cinquième tarsalien seulement, et que la partie déductrice est assez développée.

Hoffmann décrit tous les fléchisseurs primitifs des cinq métatarsiens sous le nom de *Tarso-metatarsi I-V* (73) et Humphry sous celui de *Tarso-metatarsales*. Ils ne précisent pas l'insertion supérieure des différents muscles ; d'après eux chaque muscle se diviserait inférieurement en trois parties : deux latérales et une médiane, cette dernière manquant au premier doigt.

**67.** Premier intermétatarsien. (Pl. xvi, fig. 1. 3. 4 et 5).

Muscle de forme triangulaire à fibres dirigées obliquement de l'extérieur à l'intérieur et de haut en bas. L'insertion supérieure se trouve au bord interne de la moitié supérieure du deuxième métatarsien, et l'insertion inférieure au bord externe de la moitié inférieure du premier métatarsien.

Sert à rapprocher les deux premiers doigts.

### 68. Deuxième intermétatarsien. (Pl. xvi, fig. 1. 3. 4 et 5).

Muscle analogue étendu entre le troisième et le deuxième métatarsiens. Son insertion sur ce dernier os ne s'étend pas jusqu'à son extrémité basilaire à cause de l'insertion du fléchisseur du deuxième métatarsien (37).

### 69. Troisième intermétatarsien. (Pl. xvi, fig. 1. 3. 4 et 5).

Même description que le précédent, il s'étend entre le quatrième et le troisième métatarsien.

### 70. Quatrième intermétatarsien. (Pl. xvi, fig. 1. 3. 4 et 5).

Description analogue à la précédente; il s'étend entre le cinquième et le quatrième métatarsiens.

HOFFMANN décrit tous les intermétatarsiens sous le nom d'*Interossei metatarsales* (83) et HUMPHRY sous celui d'*Interossei metacarpales*.

### 73. Rotateur direct du pied. (Pl. xvi, fig. 1 et 4).

*Court peroneo sous-tarsien* (64). DUGES.

Muscle triangulaire bien développé complètement recouvert par les Fléchisseurs externe et interne des doigts (9*a* et 9*b*).

Son insertion supérieure se trouve à la face inférieure du fibula mais seulement sur la moitié interne de cet os, elle suit ensuite la ligne de jonction de l'intermédiaire et du central avec le fibulaire, le quatrième et le cinquième tarsaliens, en s'étendant à droite et à gauche sur le bord de ces os. Ces fibres traversent la face inférieure du pied et se dirigent en convergeant vers le bord interne où leur tendon se fixe au tibial, au premier tarsalien et à l'angle interne de la tête du premier métatarsien.

Sert à appuyer contre le sol le bord interne du pied pour augmenter son adhérence, mais sert aussi d'adducteur pour le premier doigt.

Hoffmann et Humphry ne le citent pas.


## 76. Extenseur commun des doigts. (Pl. xvi. fig. 6 et 7. — Pl. xvii, fig. 13).

*Peroneo sus-digital* (65). Duges.
*Extensor longus digitorum.* Humphry.
*Femoro digiti I-V* (78). Hoffmann.


Ce muscle situé à la face antérieure de la jambe naît avec plusieurs autres d'une large aponévrose qui s'insère au bord inférieur de la base du fémur. Les fibres sortent sur la ligne médiane d'un tendon très étroit et s'étalent en éventail à la surface du pied. Au niveau de la deuxième rangée des os du tarse, il se divise en un certain nombre de faisceaux, qui vont se fixer à la face supérieure des métatarsiens à droite et à gauche de la tête de chacun d'eux. Il y a exception pour le pouce, qui ne reçoit qu'un seul faisceaux du côté externe.

Chez le *Siredon* et l'*Amblystoma* ce dernier faisceau n'existe même pas.

Ce muscle sert à soulever le pied ; lorsque celui-ci repose sur le sol, il peut en se contractant tendre à redresser le fémur qui dans la position normale est incliné de bas en haut, sa tête étant à un niveau plus bas que sa base.

Humphry indique, outre les insertions aux cinq métatarsiens, cinq tendons allant aux phalanges terminales des cinq doigts.

Hoffmann dit que ce muscle après avoir franchi l'articulation tarsienne se divise en cinq tendons, qui se fixent aux phalanges terminales des cinq doigts.


## 78. Extenseur superficiel du premier doigt. (Pl. xvi, fig. 6 et 8).

C'est un petit muscle plat dont l'insertion supérieure, comme celles de tous les autres extenseurs des doigts est cachée par le muscle précédent. Il naît avec plusieurs autres de la face supérieure de l'intermédiaire passe au-dessus du premier tarsalien et du premier métatarsien, et au niveau du milieu de ce dernier os, il unit ses fibres à celles de l'Extenseur du premier doigt (81) sous-jacent.

Un faisceau de fibres se détache du bord interne de ce muscle et se fixe à l'angle interne de la tête du premier métatarsien.

C'est un extenseur du doigt qui par son faisceau interne est également adducteur.

## 79. Extenseur superficiel du deuxième doigt. (Pl. xvi, fig. 6. 7 et 8).

Muscle semblable au précédent, il naît aussi de l'intermédiaire et s'unit aux extenseurs sous-jacents du deuxième doigt (82 et 88).

## 80. Extenseur superficiel du troisième doigt. (Pl. xvi, fig. 6. 7 et 8).

Ce muscle provient de deux têtes différentes. La plus interne, qui est étroite et peu développée sort de la face supérieure de l'intermédiaire ; au niveau du milieu du troisième métatarsien, elle unit ses fibres à celles de l'Extenseur profond sous-jacent (89) au point où vient aboutir la branche externe.

La branche externe est beaucoup plus volumineuse, elle provient de la face supérieure du fibulaire et au niveau du milieu du troisième métatarsien, elle s'unit à la branche interne et à l'Extenseur profond sous-jacent (89).

Ce muscle est extenseur du troisième doigt, il est en même temps adducteur par sa branche interne et déducteur par sa branche externe.

## 81. Extenseur du premier doigt. (Pl. xvi, fig. 6 et 8).

C'est un muscle très plat situé au-dessous de l'Extenseur superficiel du premier doigt (78). Il naît de la face supérieure du central se dirige du côté externe et reçoit l'extenseur superficiel (78). Le muscle commun se transforme au niveau de la base du métatarsien, en un tendon plat, qui recouvre la face supérieure du premier doigt et se fixe à la phalangette.

Chez les *Siredon*, *Amblystoma* et *Triton*, au niveau de l'articulation métatarso-phalangienne, le tendon donne une branche profonde, qui se fixe à la tête de la phalange.

*Fonction*. Fléchisseur et légèrement adducteur du premier doigt.

## 82. Extenseur du deuxième doigt. (Pl. xvi, fig. 6 et 8).

Muscle plat analogue au précédent à côté duquel il naît à la face supérieure du central ; il reçoit l'Extenseur superficiel du deuxième doigt (79) et s'unit à l'Extenseur profond sous-jacent (88).

## 84. Extenseur du quatrième doigt. (Pl. xvi, fig. 6. 7 et 8).

Muscle plat et légèrement fusiforme, qui nait de la face supérieure du fibulaire. Au niveau du milieu du quatrième métatarsien il s'unit à l'extenseur profond sous-jacent (90).

C'est un extenseur mais qui joue aussi le rôle de déducteur.

## 85. Extenseur du cinquième doigt. (Pl. xvi, fig. 6. 7 et 8).

Il naît au bord externe du précédent de la face supérieure du fibulaire et se comporte de la même façon par rapport à l'extenseur profond (91) sous-jacent.

## 88. Extenseur profond du deuxième doigt. (Pl. xvi, fig. 6).

Muscle plat caché par les autres extenseurs du deuxième doigt, il naît de la face supérieure du deuxième tarsalien, recouvre la surface supérieure du deuxième métatarsien et après avoir reçu l'extenseur superficiel (79) et l'Extenseur (82) il se transforme en un tendon mince et plat qui recouvre la face supérieure du second doigt et va se terminer à la tête de la phalangette ; au niveau de l'articulation métatarso-phalangienne, il donne une branche profonde à la tête de la deuxième phalange.

## 89. Extenseur profond du troisième doigt. (Pl. xvi, fig. 6 et 8).

Description analogue à celle du muscle précédent, il donne un rameau à chacune des têtes des segments du troisième doigt.

## 90. Extenseur profond du quatrième doigt. (Pl. xvi, fig. 6 et 8)

Muscle analogue au précédent, mais relatif au quatrième doigt. Il naît du quatrième tarsalien.

## 91. Extenseur profond du cinquième doigt. (Pl. xvi, fig. 6 et 8).

Muscle analogue au précédent, mais relatif au cinquième doigt. Il nait du cinquième tarsalien.

HOFFMANN réunit tous les extenseurs superficiels, les extenseurs, et les extenseurs profonds des différents doigts sous le nom de *Tarso-digiti I-V*. Il dit qu'ils naissent du tarse, sans préciser leurs insertions, et fait unir leurs tendons aux prétendus tendons du *Femoro-digiti* I-V (Extenseur commun des doigts (76). A. P.) (*).

HUMPHRY donne une description semblable à celle d'HOFFMANN, mais de plus il mentionne le faisceau qui se fixe à la tête du premier métatarsien, malheureusement il le fait unir au rotateur inverse du pied (92).

## 92. Rotateur inverse du pied. (Pl. xvi, fig· 6. 7 et 8).

*Supinator pedis.* HUMPHRY.
*Fibulæ metatarsum II.* HOFFMANN.

Ce muscle a la forme d'un ruban plat situé à la face antérieure de la jambe, il est caché par le bord interne de l'extenseur commun des doigts (76). Il suit le bord externe de la crête tibiale, traverse obliquement le pied et se termine à la face supérieure du tibial et

(*) Les mots entre parenthèses, suivis de mes initiales (A. P.), indiquent le nom que j'ai substitué dans mes descriptions, à celui de l'auteur précité.

du premier tarsalien, au bord postérieur et externe du premier, au bord antérieur et interne du second.

Ce muscle a pour but de soulever le bord interne du pied, quand l'animal porte le membre postérieur en avant.

HUMPHRY et HOFFMANN le font naître du fibula et indiquent comme insertion inférieure le deuxième métatarsien.


## 93. Extenseur tarsien interne. (Pl. XVI, fig. 6, 7 et 8).

*Tibio sus-tarsien* (61). DUGES.
*Tibialis anticus*. HUMPHRY.
*Femoro tibialis* (77). HOFFMANN.


Ce muscle superficiel bien développé recouvre la face antérieure de la jambe du coté interne. Il naît d'un large tendon qui sort du bord postérieur de la base du fémur dans sa moitié interne. Son insertion inférieure a lieu à la face supérieure du tibial et du premier tarsalien, immédiatement au-dessus de l'insertion du muscle précédent. Il peut avoir pour fonction de soulever les deux os du tarse où il se termine, mais il doit surtout servir à ramener le fémur à l'horizontalité et à soulever ainsi du sol le corps de l'animal. Son insertion mobile est son insertion fémorale.

HUMPHRY et HOFFMANN le décrivent avec l'extenseur primitif du tibia (95) sous-jacent.


## 94. Extenseur tarsien externe. (Pl. XVI, fig. 6, 7 et 8).

*Peroneo sus-tarsien* (62). DUGES.
*Peroneus tertius*. HUMPHRY.
*Femoro tarsali fibulari* (79). HOFFMANN.


C'est un muscle analogue au précédent, mais situé au bord externe du pied. Il est superficiel, assez bien développé et sort d'un large tendon fixé au bord postérieur de la base du fémur dans sa moitié externe. Son bord interne contracte une certaine adhérence avec le bord externe de l'extenseur commun des doigts (76). Il se fixe inférieurement à la face supérieure du fibulaire, à coté de l'insertion des extenseurs des trois derniers doigts (80, 84 et 85).

Joue le même rôle que l'extenseur tarsien interne, il sert donc surtout à redresser le fémur et par conséquent à soulever le corps de l'animal.


.95. Extenseur primitif du tibia. (Pl. xvi, fig. 6 et 8).

Il est situé au-dessous de l'extenseur tarsien interne (93) et naît du même tendon que lui. Son insertion inférieure recouvre toute la partie diaphysaire du tibia.

*Fonction.* Sert à l'extension du tibia mais surtout à redresser le fémur comme les muscles précédents.


96. Extenseur primitif du fibula. (Pl. xvi, fig. 6, 7 et 8).

*Peroneo sus-tarsien* (62). Duges.
*Peroneus.* Humphry.
*Femoro fibularis* (80). Hoffmann.


Il est caché en grande partie par l'extenseur tarsien externe (94) et naît du même tendon que lui. Son insertion inférieure recouvre les trois quarts de la face supérieure du fibula.

*Fonction.* Sert à l'extension du fibula, mais surtout à redresser le fémur, comme le muscle précédent.


99. Déducteur du fibulaire. (Pl. xvi, fig. 1, 3, 4, 6, 7 et 8).

Muscle superficiel situé au bord externe du pied ; il naît de l'angle externe de la base du fibula et se fixe au bord externe du fibulaire au moyen d'une large insertion musculaire, qui s'étend aussi bien sur la face supérieure que sur la face inférieure de cet os.
Humphry et Hoffmann le décrivent avec le suivant.


100. Déducteur du cinquième métatarsien. (Pl. xvi, fig. 1, 3, 4, 6, 7 et 8).

C'est un petit faisceau musculaire, qui naît du bord externe du fibulaire dans sa moitié inférieure, il longe le bord externe du cinquième tarsalien et se termine à l'angle externe de la tête du cinquième métatarsien. Quelques fibres naissent du tendon terminal du muscle précédent.

Humphry le réunit au précédent sous le nom d'*Adductor minimi digiti*, muscle qui irait du fibula au tarse et au cinquième métatarsien.

Hoffmann décrit aussi une seule masse musculaire qui irait du fibula au cinquième métatarsien.


## 101. Interosseux de la jambe. (Pl. xvi, fig. 1, 6 et 8).

*Pronator tibiæ*. Humphry.
*Fibulæ tibialis*. Hoffmann.


C'est une lame musculaire assez large, qui sort du bord interne du fibula, se dirige obliquement de haut en bas et se fixe au bord externe du tibia.

Empêche l'écartement des deux os de la jambe. Remarquons, en effet, que les extenseurs ou les fléchisseurs de la jambe se fixent surtout au tibia et ceux du pied au fibula.


## 102 - 103. Extenseur superficiel du tibia. (Tête externe inférieure 102. Tête externe supérieure 103). (Pl. xvi, fig. 6 et 7. Pl. xvii, fig. 9, 10, 12 et 13).

*Ileo rotulien* (57). Duges.
*Gluteo rectus*. Humphry.
*Ileo extensorius* (66). Hoffmann.


C'est un muscle superficiel, peu épais, qui recouvre la face externe de la cuisse. Il est nettement divisé en deux ventres, qui sont deux têtes distinctes d'un même muscle, comme le montre l'étude des anoures ou des sauriens, et non deux muscles distincts comme le croyait Mivart. Les deux têtes ont des insertions tendineuses situées à côté l'une de l'autre à la face externe de l'ilion ; le muscle a une direction oblique et vient passer au-dessus de la face supérieure de la base du fémur, à ce niveau il se transforme en une large aponévrose qui est reliée à droite et à gauche légèrement aux têtes du tibia et du fibula et qui s'insère à la crête tibiale.

De Man considère cette division en deux ventres comme artificielle ; or, on la retrouve chez les anoures et les sauriens. Humphry remarque qu'il est séparé du genou par les insertions des muscles dorsaux de la jambe et en conclut qu'il se termine à l'extrémité inférieure du tibia, en rejoignant la cheville du pied.

Hoffmann tombe dans une erreur plus grave et prétend qu'il se fixe aux extenseurs de la jambe.

*Fonction.* Il est extenseur de la jambe ; si on le compare au muscle analogue des autres groupes, on voit qu'il est très peu développé, ce qui s'explique par la présence des extenseurs tarsiens interne et externe (93 et 94) et par celle des extenseurs primitifs du tibia et du fibula (95 et 96).

## 106-108. Adducteur du tibia. (Pl. xvi, fig. 1, 2 et 7. Pl. xvii, fig. 12 et 13).

*Pubo sous-tibial* (56). Duges.
*Rectus femoris internus.* Humphry.
*Pubo tibialis* (61). Hoffmann.

C'est un muscle superficiel assez mince ayant la forme d'un ruban et qui naît par une aponévrose de même largeur de la face ventrale du pubis. L'insertion forme une bande étroite, qui part de l'épine pubienne et s'étend du côté interne le long du bord antérieur du pubis sur la moitié de la largeur de cet os. Elle se confond plus ou moins avec celle de l'adducteur du fémur (117) sous-jacent. Le muscle longe la face interne de la cuisse et se fixe à la face interne de l'extrémité supérieure du tibia. Son insertion inférieure est en partie cachée par l'extenseur tarsien interne (93). Humphry le décrit exactement. Malgré cela Hoffmann considère que le *Rectus femoris internus* de cet auteur serait un rameau du muscle précédent. Cette interprétation n'est guère vraisemblable puisque le *gluteo rectus* d'Humphry (extenseur superficiel du tibia 102-103. A. P.) est sur la face externe de la cuisse, et que cet auteur indique que le *Rectus femoris internus* est sur la face interne. Au muscle qu'il appelle *Pubo-tibialis* Hoffmann fait correspondre le « Deeper part of the superficial stratum of plantar muscle » d'Humphry, c'est-à-dire un certain nombre de fibres du muscle suivant.

C'est un adducteur de la jambe, il sert également de fléchisseur, si son action s'ajoute à celle du déducteur du fibula (113).

## 110-111. Fléchisseur du tibia (Pl. xvi, fig. 1 et 2. Pl. xvii, fig. 12 et 13).

*Sous-ischio tibial* (55). Dugès.
*Superficial stratum of plantar muscles of thigh*. Humphry.
*Pubo ischio tibialis* (57). Hoffmann.

C'est un muscle superficiel volumineux qui recouvre une partie des faces interne et inférieure de la cuisse. Son insertion supérieure est à la face ventrale du bassin ; elle a la forme d'un triangle dont un des côtés se confond avec les symphyses du pubis et de l'ischion, le sommet est au bord antérieur du bassin et la base au bord posté rieur, dont elle recouvre le tiers de la longueur. Les fibres muscu- laires vont en convergeant vers la jambe et se fixent à la face postérieure du tibia ; leur insertion recouvre les deux tiers de la longueur de cet os. L'extrémité inférieure du muscle est comprise dans l'angle formé par le fléchisseur interne des doigts (9, *b*.) et l'extenseur tarsien interne (93).

*Fonction*. Il fléchit le tibia et par conséquent la jambe.

## 112. Déducteur caudal inférieur de la cuisse (Pl. xvii, fig. 13).

*Coccy sous-femoral* (51). Dugès.
*Caudo crural*. Humphry.
*Caudali pubo ischio tibialis* (58). Hoffmann.

C'est un long ruban mince et plat situé à la face ventrale de la queue. Il naît des apophyses inférieures des quatrième et cinquième vertèbres caudales, se dirige vers l'extérieur et vient se fixer au bord postérieur du fléchisseur du tibia (110).

*Fonction*. Quand il se contracte, il prend comme insertion fixe le point où il s'unit au fléchisseur du tibia (110) et attire à lui la région des quatrième et cinquième vertèbres caudales de façon à redresser la queue dont la concavité était tournée du côté du membre immobile.

**113. Déducteur du fibula** (Pl. xvi, fig. 2 et 7. Pl. xvii, fig. 9 et 10).

*Ileo peronien* (58). Dugès.
*Ilio fibular sector of the superficial stratum of dorsal muscles of thigh (Biceps
    flexor crucis).* Humphry.
*Ileo femoro fibularis* (longue tête) (67) Hoffmann.

C'est un muscle superficiel qui a la forme d'un ruban mince ; il est situé à la face externe de la cuisse le long de l'extenseur superficiel du tibia (102). Son insertion supérieure est à la face externe de l'ilion, à côté de l'insertion de l'extenseur superficiel du tibia (102). Son insertion inférieure est à la face externe de l'extrémité supérieure du fibula ; elle est cachée par l'extenseur primitif du fibula (96).

Humphry et Hoffmann le décrivent avec le suivant comme un muscle à deux têtes.

Il est déducteur de la jambe et sert à la fléchir, quand son action s'ajoute à celle de l'adducteur du tibia (106-108).

**114. Fléchisseur primitif du fibula** (Pl. xvi, fig. 1 et 2. Pl. xvii, fig. 9, 10 et 11).

*Femoro péronien* (59). Dugès.
*Biceps, flexor cruris (femoral origin.).* Humphry.
*Ileo femoro fibularis (courte tête)* (67). Hoffmann.

Ce muscle a la forme d'un ruban aplati qui naît du côté externe sur la ligne médiane inférieure du fémur, à l'extrémité de la crête fémorale. Son insertion supérieure est cachée par le muscle précédent. Il passe sur la face externe du genou et se fixe à la face externe de l'extrémité antérieure du fibula au-dessous du muscle précédent. Cette dernière insertion est en partie cachée par l'extenseur primitif du fibula (96).

**115. Fléchisseur externe de la jambe** (Pl. xvi, fig. 2. Pl. xvii, fig. 9, 10, 12 et 13).

*Ischio plantaire* (60). Duges.
*Caudo pedal*. Humphry.
*Ischio flexorius* (59). Hoffmann.

C'est un muscle superficiel situé à la face inférieure de la cuisse où il longe le bord externe du muscle (113). Il s'insère, à l'épine sciatique, à son extrémité supérieure, longe la cuisse, passe sous l'articulation du genou et se termine par une aponévrose qui, à la hauteur du milieu de la jambe, se confond avec l'aponévrose plantaire.

D'après Humphry ce muscle irait chez le *Cryptobranchus* du milieu de la queue jusqu'à l'extrémité des doigts.

*Fonction :* sert à fléchir la jambe, mais ne doit pas jouer un rôle très actif.

116. Déducteur caudal supérieur de la cuisse (Pl. xvii, Fig. 9, 10 et 13).

*Coccy sus-femoral* (54). Duges.
*Caudo femoral*. Humphry.
*Caudali femoralis* (65). Hoffmann.

Ce muscle, situé à la face dorsale de la queue, recouvre exactement le déducteur caudal inférieur de la cuisse (112). C'est un ruban plat et mince dont l'extrémité inférieure un peu élargie sort des quatrième et cinquième vertèbres caudales, se dirige obliquement du côté externe, passe entre le fléchisseur externe de la jambe (115) et le déducteur du fémur (120) et se fixe au niveau de la région trochantérienne à la face externe de la crête fémorale. Il y a là une petite tubérosité osseuse que l'on peut considérer comme un trochanter externe.

*Fonction :* Il agit, comme le déducteur caudal inférieur de la cuisse (112), pour rendre rectiligne la concavité de la queue ; mais, comme son insertion est osseuse, il doit produire un effet plus considérable.

117. Adducteur du fémur (Pl. xvii, fig. 12, 13 et 14).

*Ex pelvi femoral (partim)*, (53). Duges.
*Anterior partion of plantar muscles of thigh (Pectineus)*. Humphry.
*Pubo ischio femoralis internus* (63). Hoffmann.

C'est un muscle peu volumineux recouvert en grande partie par
le muscle adducteur du tibia (106-108). Son aponévrose d'insertion
occupe, à la face ventrale du pubis, le bord antérieur depuis l'épine
pubienne jusqu'au commencement du dernier tiers. Ses fibres se
dirigent obliquement vers l'extérieur, passent au-dessus du trou
vasculo-nerveux, au-dessus de l'articulation de la hanche, et s'attachent au bord interne de la diaphyse fémorale. La largeur de l'insertion va en diminuant depuis le trochanter jusqu'à son extrémité
postérieure.

D'après Hoffmann, le muscle correspondant de Duges serait
l'intra-pelvi-fémoral (52).

*Fonction*. Adducteur du fémur.

## 119. Fléchisseur du fémur (Pl. xvii, fig. 9, 12 et 14).

*Ex pelvi femoral* (53). Duges.
*Middle part of the deeper stratum of plantar muscles of thigh*. Humphry.
*Pubo ischio femoralis externus* (62). Hoffmann.

C'est un muscle volumineux triangulaire situé à la face ventrale
du bassin et presque complètement caché par le fléchisseur du tibia
(110-111). Sa large insertion supérieure a la forme d'un triangle dont
la base se confond avec le bord postérieur de l'ischion. Le côté
interne est limité par l'insertion du fléchisseur du tibia (110-111) et le
côté externe est une ligne partant de la base du cartilage ypsiloïde et
allant rejoindre l'épine sciatique. Les fibres convergent fortement
vers l'extérieur et vont se fixer aux faces interne et externe du
trochanter interne du fémur.

Sert à fléchir le fémur.

## 120. Déducteur du fémur (Pl. xvii, fig. 9, 10 et 11).

Ce muscle naît à la face dorsale du bassin ; son insertion se trouve
dans la dépression qui est la continuation du sillon que l'on trouve à

la face interne de l'extrémité de l'ilion. Cette insertion s'étend même un peu sur la face interne de l'ilion. Ses fibres se dirigent en convergeant vers l'extérieur, contournent l'ilion sous lequel elles passent et vont se fixer à la face externe de la crête fémorale.

Au-dessus de cette insertion vient se fixer un faisceau musculaire que l'on peut regarder comme une partie du précédent dont il est d'ailleurs difficile de le séparer par dissection. Il naît de la partie voisine de la face interne de l'ilion.

Humphry et Hoffmann décrivent ce muscle avec le suivant, bien qu'ils aient deux fonctions physiologiques très différentes.


## 121. Extenseur du fémur (Pl. xvi, fig. 7. Pl. xvii, fig. 9, 10, 11, 12, 13 et 14).

*Intra pelvi femoral* (52). Duges.
*Ilio femoral stratum of dorsal muscles of thigh.* Humphry.
*Ileo femoralis* (68). Hoffmann.


C'est un muscle puissant dont l'insertion supérieure est tout entière sur la face dorsale du bassin où elle recouvre tout le pubis, l'angle antero-interne de l'ischion et l'extrémité antérieure de l'ilion. Ses fibres passent au-dessus de l'articulation de la hanche et se fixent sur les faces supérieure, interne et externe du fémur, sauf aux deux extrémités de l'os.

Humphry réunit le déducteur du fémur à l'extenseur et les fait naître de l'ilion et de l'ischion, mais il n'indique pas d'insertion pubienne.

Hoffmann les fait sortir uniquement de l'ilion ; il admet de plus que le muscle correspondant de Duges est l'ileo-rotulien (57).


## 124. Rotateur inverse du fémur (Pl. xvii, fig. 9, 10 et 11).

*Ischio femoral part of the deeper stratum of plantar muscles of thigh.* Humphry.
*Ischio femoralis* (64). Hoffmann.


Ce muscle a la forme d'un ruban aplati situé à la face dorsale du bassin. Il naît du bord externe de l'ischion et se dirige en haut et vers l'extérieur ; il se fixe à la tête du fémur à l'angle externe. Cette dernière insertion est cachée par le déducteur du fémur (120). Il est déducteur de la cuisse, mais de plus la fait légèrement tourner de droite à gauche.

## REMARQUES ET CONCLUSIONS RELATIVES AUX URODÈLES.

Le plan du membre postérieur est presque perpendiculaire à l'axe du corps, ce qui rend la marche très lente chez ces animaux.

Supposons que l'animal veuille progresser et porte le pied droit en avant ; à ce moment la partie postérieure du corps, principalement la base de la queue, décrit une courbe à concavité tournée du côté du membre qui progresse.

La cuisse forme avec le corps un angle aigu à ouverture antérieure ; la jambe, qui est presque dans le prolongement du fémur, fait avec le pied un angle très obtus à ouverture antérieure. A ce moment la contraction des déducteurs caudaux (110-111 et 112) redressent la queue dont l'extrémité sert de point d'appui à l'animal et tendent à tirer le fémur en arrière. En même temps, la contraction des extenseurs primitifs de la jambe et des extenseurs du pied transforment, en un angle droit, l'angle obtus que faisaient la jambe et le pied. Ils ont également pour rôle de faire faire un angle droit à la jambe et à la cuisse, et y sont aidés par le fléchisseur du tibia. Cette sorte de position d'équilibre une fois franchie ce sont les muscles antagonistes qui entrent en jeu.

Les fléchisseurs des doigts soulèvent la plante du pied, tandis que les déducteurs du fibula ou du fémur tendent à faire faire à la cuisse et au corps de l'animal un angle aigu, mais cette fois à ouverture postérieure.

C'était l'extenseur du fémur qui avait agi pendant le premier temps de la marche c'est le fléchisseur du fémur qui agira pendant le deuxième temps pour soulever le corps de l'animal du sol.

Chez les différents urodèles étudiés·la musculature est identique, et il n'y a que de très faibles différences à signaler. Ainsi, le fléchisseur externe des doigts (9.*a*) n'a pas d'insertion sur le fibulaire chez le *Siredon* et l'*Amblystoma*, et la subdivision de la couche musculaire a amené la formation des fléchisseurs de la quatrième phalanginette chez le *Siredon* et l'*Amblystoma*, et du fléchisseur de la première phalange chez ces mêmes urodèles et chez le *Triton*.

Chaque fois que des muscles viennent à manquer, l'os correspondant fait également défaut. Je signalerai pourtant à cette règle une exception, la seule que j'ai rencontrée chez les batraciens et les sauriens ; il existe chez la *Salamandra* un fléchisseur profond de la première phalange (42), bien que cet os fasse défaut. Peut-être la phalangette présente-t-elle un double point d'ossification ?

Comme les urodèles représentent un type ancien et peu modifié, on a cherché à retrouver. par l'étude de leurs os, la disposition primitive des différents rayons du pied et, en particulier, l'axe correspondant à celui du metapterygium des poissons.

Comme je l'ai rappelé au début, l'os a pris naissance dans la cloison fibreuse séparant deux masses musculaires ; en partant de ce principe on peut comprendre de la façon suivante la formation du membre :

La masse musculaire primitive qui le formait s'est étalée en éventail à son extrémité inférieure pour augmenter la surface de sustentation. Elle s'est divisée, suivant sa longueur, en un certain nombre de faisceaux qui ont pu se subdiviser eux-mêmes en plusieurs autres. Le tissu conjonctif séparant les masses musculaires s'est ossifié et il s'est constitué ainsi un certain nombre de rayons osseux, fractionnés, suivant leur longueur, en un certain nombre de segments correspondant à une division semblable des rayons musculaires.

Les muscles, situés à la face supérieure du membre, ont donné les extenseurs ; ceux qui sont à la face inférieure se sont transformés en fléchisseurs, tandis que ceux qui reliaient latéralement deux segments ont donné naissance aux muscles interosseux, tels que ceux que l'on trouve entre le tibia et le fibula, les intermétatarsiens, ou encore ont fourni les adducteurs et les déducteurs.

Primitivement, les segments osseux devaient être tous à peu près de même taille (nageoire des poissons, membre d'Enaliosaurien) et les muscles reliaient simplement chaque segment au segment immédiatement voisin. Ce sont ces muscles qui se retrouvent en grand nombre chez les urodèles et que j'ai désignés sous le nom de muscles primitifs.

Plus tard une différenciation s'est faite, la partie superficielle des muscles s'est moins fractionnée et il en est résulté des muscles plus longs reliant deux os assez éloignés. C'est cette couche qui recouvre les muscles primitifs. Il est évident que c'est la couche la plus profonde qui pourra nous donner les renseignements les plus précis.

Mais avant de rechercher la disposition des rayons osseux primitifs, indiquée par l'étude des muscles, voyons les dispositions classiques adoptées pour eux.

GEGENBAUR (Pl. xx, fig. 37), dans son anatomie comparée, admet un axe principal unique passant par le fémur, le tibia, le tibial, les premiers tarsalien et métatarsien et le premier doigt. De cet axe se détacheraient quatre axes secondaires passant respectivement par chacun des autres doigts.

WIEDERSHEIM, dans son traité d'anatomie comparée, admet deux axes principaux. Le premier passant par le premier doigt est le même que l'axe principal de GEGENBAUR. Le deuxième, qui vient aussi du fémur, comprend le fibula, le fibulaire, deux centraux, les deuxièmes tarsalien et métatarsien et le deuxième doigt. C'est de cet axe que partent les rayons qui passent par les troisième, quatrième et cinquième doigts.

L'hypothèse de GEGENBAUR est absolument en contradiction avec les faits ; elle suppose, en effet, que les muscles extenseurs et fléchisseurs du pied partent du rayon passant par le tibia pour se fixer en divergeant aux quatre premiers doigts ; or, chez les urodèles tous ces muscles naissent soit du fibula, soit du bord fibulaire du membre postérieur. Au lieu de se diriger du bord interne au bord externe du pied, ils suivent une direction absolument contraire.

Pour la même raison, il faut rejeter l'hypothèse de WIEDERSHEIM.

Dans la zoologie de CLAUS, on trouve une figure due, paraît-il, à GEGENBAUR mais où les axes osseux sont indiqués d'une façon absolument différente.

Dans cette figure, l'axe principal passe par le fémur, le fibula, les cinquièmes tarsalien et métatarsien et le cinquième doigt. Du cinquième tarsalien se détache un axe secondaire comprenant le quatrième tarsalien et le quatrième doigt. L'axe suivant issu du fibulaire passerait par un central, le troisième tarsalien et le troisième doigt. Le suivant serait constitué par l'intermédiaire, un autre central, le deuxième tarsalien et le deuxième doigt, il se détacherait du fibula ; enfin l'axe le plus interne se détacherait au fémur de l'axe principal, passerait par le tibia, le tibial, le premier tarsalien et le premier doigt.

Cette hypothèse est supérieure aux précédentes puisqu'elle tient compte de la disposition générale des muscles du pied ; on peut lui faire néanmoins plusieurs objections. La première, qu'on peut faire également aux théories précédentes, c'est que l'arrangement des axes osseux primitifs qu'elle admet ne correspond pas à la disposition des os dans les nageoires des enaliosauriens. Or, il serait vraiment étrange qu'une disposition commune aux poissons, aux batraciens et aux reptiles ne se retrouve pas chez ces êtres qui, par leurs caractères, tenaient à ces trois groupes. Si on examine une de leurs nageoires (Pl. xvii, fig. 15), on voit qu'à des distances variables les axes osseux semblent se bifurquer. Si on s'en tient aux êtres actuels, il semble difficile d'admettre que l'axe secondaire passant par le quatrième doigt se détache de l'axe principal à la hauteur du cinquième tarsalien. Si on examine la face postérieure du pied de salamandre, on voit une série de muscles primitifs qui, dans les deux derniers doigts, relient le tarsalien au métatarsien ; celui-ci à la phalange basilaire et celle-ci à la phalange médiane quand elle existe. Si on examine la face antérieure, on voit que les extenseurs de chaque doigt ont un tendon unique correspondant à plusieurs muscles distincts. Le 4ᵉ et le 5ᵉ doigt ont chacun deux extenseurs qui ont pour insertions le fibulaire et respectivement le 4ᵉ et le 5ᵉ tarsaliens, indiquant ainsi que la séparation des axes osseux a lieu au fibulaire.

La théorie de Claus n'explique pas non plus pourquoi un des extenseurs du troisième doigt naît de l'intermédiaire, et comment il se fait que chez les urodèles le premier doigt ne reçoit aucun muscle ni du tibia, ni du tibial, ni du premier tarsalien.

Je suppose que le membre est un simple repli constitué par les muscles correspondants à deux somites. La cloison conjonctive qui les sépare donne le fémur (Pl. xx, fig. 36). Le muscle externe, qui a le plus de travail à fournir s'élargit et se divise en deux. On a donc 3 faisceaux musculaires et 2 cloisons osseuses (tibia et fibula). La partie externe par deux bipartitions successives donne naissance à

4 muscles ; ce qui fait en tout 6 faisceaux musculaires et 5 cloisons correspondant à 5 rayons osseux. Au-dessous des métatarsiens les faisceaux musculaires se bifurquent chaque moitié accompagnant le rayon osseux voisin.

Les rayons osseux primitifs sont donc disposés de la façon suivante (Pl. xx, fig. 35 et 36) : A partir du fémur on a deux rayons, le plus interne est formé par le tibia, le tibial, les premiers tarsalien et métatarsien et le premier doigt. Le plus externe constitué par le fibula donne naissance à deux autres. Le plus interne des deux qui passe par l'intermédiaire, se bifurque au-dessous du central et chaque branche comprend l'une le deuxième, l'autre le troisième doigt avec les tarsaliens et métatarsiens correspondants. La branche externe se subdivise de même au-dessous du fibulaire et donne un rameau pour le quatrième et un pour le cinquième doigt.

J'ai essayé un groupement analogue chez les enaliosauriens, et j'ai pris au hasard la figure du membre de *Sauranodon natans*, que l'on trouve dans WIEDERSHEIM. On voit (Pl. xvii, fig. 15), que la disposition est absolument la même que dans la salamandre, les bifurcations des axes osseux ont même lieu exactement au même niveau, à condition d'homologuer les cinq doigts externes avec les doigts de la salamandre. Le doigt interne (I′) serait un doigt, qui n'aurait pas d'homologue chez les urodèles actuels. Nous verrons que chez les anoures, où il y a six doigts, on est amené à une conclusion analogue.

Chaque doigt peut donc recevoir ses muscles moteurs aussi bien du faisceau musculaire situé à son bord externe que de celui qui est à son bord interne. Ainsi chez les Urodèles le premier doigt reçoit tous ses fléchisseurs du faisceau externe ; et l'extenseur superficiel du troisième doigt (80. Pl. xvi, fig. 8) a une branche allant au fibulaire et une autre à l'intermédiaire.

Par suite du mouvement même de la marche, les muscles, qui se fixent au bord externe des doigts, c'est-à-dire ceux qui viennent de la région fibulaire ont dû acquérir une plus grande importance, c'est ce qu'il est facile de vérifier. Par contre le tibia semble devoir présider surtout aux mouvements de la jambe, c'est, en effet, sur lui que s'insère l'extenseur de la jambe (102-103) et le principal fléchisseur (110-111).

L'étude des muscles nous montre encore l'homologie des segments terminaux des différents doigts, qui tous reçoivent un tendon des fléchisseurs internes et externes des doigts (9. *a.* et 9. *b.*) et qui n'ont point de fléchisseurs primitifs tels que (20) ou (21) : ce sont les phalangettes.

L'homologie des segments basilaires articulés aux métatarsiens ou phalanges est aussi évidente ; seuls, en effet, ils reçoivent les fléchisseurs profonds tels que : (42), (43), (44), (45), (46).

Rien chez les urodèles ne permet de distinguer les phalangines des phalanginettes.

*<br>* *

BATRACIENS ANOURES.

J'ai étudié les muscles des anoures suivants :

*Rana viridis* Lin., 4 exemplaires.
*Bufo vulgaris* Dum., et Bib. 2 exemplaires.
*Bufo pantherinus* Dum. et Bib., 6 exemplaires.
*Discoglossus pictus* Dum. et Bib., 4 exemplaires.
*Bombinator igneus* Laur, 3 exemplaires.

Après chaque muscle, je cite le nom correspondant de Duges, d'Ecker et d'Hoffmann, j'expose de plus la description donnée par les deux derniers lorsqu'elle diffère de la mienne. J'ai choisi ces trois auteurs : le premier parce qu'il est Français, le second parce que c'est le travail le mieux fait sur la *Rana*, le troisième parce qu'il donne une description générale de la myologie des anoures. Je ne crois pas qu'aucun anatomiste ait, jusqu'à présent, disséqué le *Discoglossus* ou le *Bombinator*, car ces deux batraciens présentent toute une série de muscles, qui leur sont spéciaux, et qui ne sont cités nulle part.

SQUELETTE.

Chez la *Rana viridis*, le *Bufo vulgaris*, le *Bufo pantherinus*, le *Discoglossus pictus* et *Bombinator igneus*, le squelette du bassin et des membres postérieurs ne présente d'autres différences qu'un nombre variable d'os dans le tarse.

Le bassin est formé par la réunion de l'ilion, du pubis et de l'ischion. Ces deux derniers ont accolé leurs faces dorsales aux faces dorsales des os de mêmes noms situés de l'autre côté, de façon à constituer une sorte de disque.

**Ilion** (*il*. Pl. xix, fig. 24). — Il est formé d'une longue branche ou *branche sacrée* terminée par une partie étalée ou *branche articulaire* qui contribue à la formation de la cavité cotyloïde. Cette dernière partie de l'ilion présente une face interne et une face externe, un bord supérieur et un bord inférieur, tandis que la branche sacrée plus ou moins rectangulaire surtout à son extrémité antérieure présente une face supérieure, une face inférieure, une face interne et une face externe. Au bord snpérieur à la réunion des deux branches est l'épine iliaque (*ep. il*). Les deux branches articulaires s'unissent l'une à l'autre sur la ligne médiane.

**Pubis** (*P*. Pl. xx, fig. 30). — Le pubis est cartilagineux, il a la forme d'un segment de cercle, qui aboutit au milieu de la cavité cotyloïde, et qui s'enfonce comme un coin entre la branche articulaire de l'ilion et l'ischion. Il présente un bord libre ventral et une face externe. Le bord libre correspond à la symphyse pubienne.

**Ischion** (*is*. Pl. xix, fig. 24. — Il a la forme d'un segment de cercle d'un peu plus de 90° dont le centre est au milieu de la cavité cotyloïde et qui est situé entre la partie supérieure de la branche articulaire de l'ilion et le pubis. Il présente un bord libre qui répond à la symphyse sciatique et qui occupe la partie dorsale et la partie postérieure du bassin. Sa face libre est externe.

**Membre postérieur.** — Comme pour les urodèles, j'appellerai tête l'extrémité antérieure et base l'extrémité postérieure des différents segments.

**Fémur** (*Fe*. Pl. xx, fig. 30). — La tête de l'os qui est presque sphérique pénètre dans la cavité cotyloïde. La diaphyse a une section presque circulaire dans sa moitié antérieure sauf chez le *Bufo* où il y a une crête fémorale très nette, mais à bord inférieur très large. La moitié postérieure a sa section de plus en plus rectangulaire, comme la base même de l'os, qui présente nettement une face supérieure, une face inférieure et des faces interne et externe. La face inférieure présente deux condyles.

**Tibia et Fibula.** — Ils sont soudés par leurs faces situées en regard l'une de l'autre, mais un sillon profond indique nettement la présence de deux os. On constate ainsi que c'est la tête tibiale et la base fibulaire qui sont les plus développées. L'ensemble forme l'os de la jambe dont les deux épiphyses sont rectangulaires tandis que la diaphyse a une section elliptique. L'ensemble de l'os présente donc quatre faces qui sont : supérieure interne, externe et inférieure. La tête présente à la face supérieure une tubérosité tibiale et une tubérosité fibulaire séparées par une gouttière, et à la face postérieure deux condyles articulaires. La base présente à la face inférieure un fort condyle fibulaire, tandis que la partie tibiale est en partie occupée par une profonde gouttière. La face supérieure présente une forte poulie articulaire.

**Tarse.** — Il est formé par deux os assez volumineux, allongés, soudés l'un à l'autre par leurs têtes et par leurs bases et qui ont reçu les noms d'Astragale (*a.* Pl. xviii, fig. 17 et 21) pour l'os interne et de Calcaneum (*Ca.* Pl. xviii, fig. 17 et 21) pour l'os externe. Chacun de ces os est formé d'une diaphyse à section elliptique terminée par deux épiphyses à section rectangulaire. Entre ces os et les métatarsiens est une rangée d'osselets en nombre variable suivant les genres.

Dans le *Discoglossus*, on trouve un premier os semi-lunaire, que j'appellerai, faute de mieux, tarsalien de l'ergot, car c'est à son extrémité postérieure que s'articulent d'une part le métatarsien du doigt supplémentaire des anoures, auquel je conserverai le nom d'ergot donné par Dugès, et d'autre part la tête du premier métatarsien. Celui-ci s'articule également avec un petit os, qui ne laisse apercevoir extérieurement qu'une facette triangulaire et qui est le premier tarsalien. A la suite, en allant du côté externe, on trouve le deuxième et le troisième tarsaliens servant respectivement à l'articulation des deuxième et troisième doigts, ils sont bien développés. Chez le *Bombinator* le premier tarsalien est soudé au tarsalien de l'ergot ; les autres tarsaliens sont comme ceux du *Discoglossus*.

Chez le *Bufo* et la *Rana*, le premier tarsalien est soudé au tarsalien de l'ergot, on voit pourtant nettement la ligne de suture. Les deuxième et troisième tarsaliens forment une petite lame en forme de coin, dont la plus grande épaisseur est du côté interne et qui ne se voit guère qu'au-dessus du deuxième métatarsien. On voit que j'appelle ergot le doigt supplémentaire, et que j'ai donné aux autres les noms de premier, deuxième... cinquième doigts, parce que ce sont les cinq doigts externes qui correspondent aux cinq doigts des urodèles.

Métatarse. — Comprend le métatarsien de l'ergot et les métatarsiens des cinq autres doigts.

Pied. — Je conserve les noms, que j'ai déjà donnés pour les segments des doigts chez les urodèles et pour les mêmes raisons ; le nom de chaque segment sera précédé du numéro d'ordre du doigt correspondant. C'est ainsi par exemple que le quatrième doigt présentera en allant du métatarsien à l'extrémité postérieure : une quatrième phalange, une quatrième phalanginette, une quatrième phalangine, et une quatrième phalangette.

L'ensemble des segments forme le tableau suivant :

|  | Ergot. | 1ᵉʳ DOIGT. | 2ᵉ DOIGT. | 3ᵉ DOIGT. | 4ᵉ DOIGT. | 5ᵉ DOIGT. |
|---|---|---|---|---|---|---|
| Phalange ..... | 0 | 1 | 1 | 1 | 1 | 1 |
| Phalanginette . | 0 | 0 | 0 | 0 | 1 | 0 |
| Phalangine.... | 0 | 0 | 0 | 1 | 1 | 1 |
| Phalangette... | 1 | 1 | 1 | 1 | 1 | 1 |

Chez le *Bombinator*, l'ergot n'a pas de phalangette.

## MUSCLES.

9.*c*. Fléchisseur commun des doigts (Pl. xvii, fig. 16.
Pl. xviii, fig. 17, 22. Pl. xix, fig. 25. Pl. xx, fig. 31, 32 et 34).

*Bifemoro plantaire* (159). Dugès.
*Gastrocnemius* (127). Ecker.
*Bi-femoro plantaris* (99). Hoffmann.


Ce muscle situé immédiatement sous la peau se trouve à la face inférieure de la jambe. Il sort d'un large tendon, qui unit les faces inférieures des épiphyses du fémur et de l'os de la jambe. Son insertion doit être considérée comme uniquement fémorale, car les fibres musculaires naissent au niveau de la surface de contact des deux os, au-dessus par conséquent de l'insertion inférieure du tendon. Ce muscle d'abord très épais s'amincit peu à peu et se transforme en un fort tendon qui passe sous l'articulation cruro-tarsienne et s'étale sous forme d'aponévrose plantaire. Dugès prétend, ce que je n'ai jamais pu vérifier, qu'il y a un os sesamoïde dans le tendon terminal.

Du côté externe, le muscle reçoit un tendon très grêle qui sort du large tendon de l'extenseur superficiel du tibia (102-104).

L'aponévrose plantaire s'étale sur la face inférieure du pied où elle s'unit aux muscles sous-jacents ; elle se fixe latéralement au bord interne de l'astragale et au bord externe du calcaneum. Elle passe même sous le fléchisseur externe des doigts et se fixe au bord postérieur et au bord externe de la face inférieure de la base du calcanéum. Elle s'épaissit fortement en ce point et constitue le cartilago plantaris des différents auteurs.

De l'aponévrose et du bord postérieur, ou des tendons des muscles suivants naissent un certain nombre de tendons et de muscles que je décrirai plus loin.


*Fonction* : Par sa contraction, il contibue à la flexion des segments du pied, qui reçoivent des tendons ou des muscles de l'aponévrose plantaire.

*Comparaison.* Il ne se trouve pas chez les urodèles, il correspond à l'insertion fémorale du fléchisseur externe des doigts (9*a*) de ces animaux.

9. *d.* Fléchisseur interne des doigts. (Pl. xvii, fig. 16. Pl. xviii, fig. 17 et 18).

*Tibio sous-tarsien* (163). DUGÈS.
*Plantaris* (136). ECKER.
*Tarsali plantaris* (125). HOFFMANN.

Ce muscle qui est en partie recouvert par l'aponévrose plantaire naît en compagnie de plusieurs autres d'un large tendon fixé au condyle fibulaire de la face inférieure de la base de l'os de la jambe. Il recouvre la moitié astragalienne du pied et unit peu à peu ses fibres à l'aponévrose plantaire, à partir de sa moitié postérieure.

Chez le *Discoglossus*, la partie antérieure du muscle s'unit seule à l'aponévrose plantaire.

*Fonction.* Contribue à la flexion des muscles ou des tendons, qui partent soit de l'aponévrose plantaire soit de son bord postérieur.

*Comparaison.* Ce muscle ne se trouve pas exactement chez les urodèles, il correspond à l'insertion fibulaire du fléchisseur interne des doigts (9. *b.*) chez ces batraciens

9. *e.* Fléchisseur externe des doigts. (Pl. xvii, fig. 16. Pl. xviii, fig. 17 et 18).

*Peroneo sous-phalangettien des trois derniers doigts* (220). DUGÈS.
*Tarso metatarsi et digiti pedis (partim)* (127). HOFFMANN.
*Flexor digitorum III, IV, V longus* (137). ECKER.

C'est un muscle volumineux fusiforme situé à la plante du pied où il est en partie recouvert par l'aponévrose plantaire. Il naît avec le précédent du condyle fibulaire de la face inférieure de la base de l'os de la jambe. Il descend en suivant la moitié externe du pied et au niveau de l'articulation tarso-métatarsienne il se transforme en un fort tendon, d'où partent un certain nombre de tendons et de muscles destinés principalement aux segments des trois derniers doigts. Ce tendon n'est pas libre, il passe dans une sorte de gaîne formée par l'aponévrose plantaire et lui est soudé du côté interne.

*Fonction*. Est surtout préposé à la flexion des segments des trois derniers doigts.

*Comparaison*. Ce muscle ne se trouve pas aussi individualisé chez les urodèles ; il correspond aux faisceaux d'origine fibulaire du fléchisseur externe des doigts (9a) chez ces animaux. Remarquons que ce muscle s'unit du côté interne au fléchisseur interne des doigts (9d), comme chez les urodèles. D'ailleurs, chez le *Discoglossus*, qui peut être regardé au point de vue musculaire comme un type de passage entre les urodèles et les anoures, le fléchisseur interne des doigts est soudé au fléchisseur externe sur presque toute la ligne médiane.

### 9. *i*. Tarso-fléchisseur des doigts (Pl. xviii, fig. 17 et 18).

*Tarso sous-phalangettien des trois premiers doigts* (221). Duges.
*Transversus plantæ posterior* (139). Ecker.
*Transversus plantæ anterior* (140). Ecker.
*Cartilagini plantari aponeurosis plantaris* (128). Hoffmann.
*Tarsali fibulari aponeurosis plantaris* (129). Hoffmann.

C'est un muscle plat situé sous l'aponévrose plantaire. Il naît d'une lame tendineuse insérée à la base du calcanéum, au bord interne de la gouttière servant au passage du tendon du rotateur direct du pied (73). Ses fibres s'étalent en éventail à la face inférieure du pied et s'unissent peu à peu à l'aponévrose plantaire.

Hoffmann et Ecker en font deux muscles distincts placés l'un à côté de l'autre, je ne vois pas l'utilité de cette division.

*Fonction*. Sert principalement à la flexion des segments de l'ergot et des deux premiers doigts.

*Comparaison*. Il correspond chez les urodèles aux fibres d'origine tarsienne du fléchisseur interne des doigts (9, *b*).

De l'aponévrose plantaire et de l'extrémité postérieure des différents fléchisseurs des doigts que je viens de décrire partent un certain nombre de tendons et de muscles auxquels DUGES, ECKER et HOFFMANN n'ont pas donné (sauf de rares exceptions, que je signalerai), de noms spéciaux, ce qui est très incommode au point de vue de leur comparaison avec les muscles correspondants des urodèles ou des sauriens.

Voici leur description :

**10. Tendon fléchisseur de la phalangette de l'ergot** (Pl. xvii, fig. 16. Pl. xviii, fig. 17).

Ce tendon large et plat naît du bord interne de l'extrémité postérieure de l'aponévrose plantaire, il se fixe à l'extrémité postérieure de la phalangette de l'ergot, qu'il maintient replié à la face inférieure du pied.

ECKER n'en parle pas.

**11 et 12. Tendons fléchisseurs des première et deuxième phalangettes** (Pl. xvii, fig. 16. Pl. xviii, fig. 17, 18, 19 et 20).

Ces tendons plats naissent à côté l'un de l'autre du bord postérieur de l'aponévrose plantaire, ils suivent respectivement la face inférieure des premier et deuxième doigts et se terminent à la tête de la phalangette correspondante. Au niveau des diverses articulations une gaîne tendineuse les maintient appliqués contre les os.

Ils semblent être mus surtout par le tarso-fléchisseur des doigts (9*i*).

**13. Tendon fléchisseur de la troisième phalangette** (Pl. xvii, fig. 16. Pl. xviii, fig. 17, 18, 19 et 20).

Même description que pour les précédents avec cette différence qu'il naît en partie de l'aponévrose plantaire et en partie du tendon du fléchisseur externe des doigts (9*e*).

**14 et 15. Tendons fléchisseurs des quatrième et cin-**

quième phalangettes (Pl. xvii, fig. 16. Pl. xviii, fig. 17, 18, 19 et 20).

Description analogue à la précédente avec cette remarque qu'ils naissent tous deux du tendon du fléchisseur externe des doigt (9e).

Hoffmann n'indique pas l'origine différente de ces divers tendons.

*Comparaison.* Correspondent aux tendons fléchisseurs des phalangettes des urodèles.

17. Fléchisseur de la troisième phalangine (Pl. xvii, fig. 16. Pl. xviii, fig. 17, 18, 19 et 20).

*Tendini sous-phalanginien du medius* (200). Dugès.
*Tarso metatarsi et digiti pedis (partim).* Hoffmann.
(Un des) *Lumbricales digiti III* (144). Ecker.

Ce muscle naît de l'aponévrose plantaire entre les tendons fléchisseurs de la deuxième et de la troisième phalangettes. Ses fibres descendent en convergeant dans la région du troisième métatarsien, et se transforment au niveau de l'articulation métatarso-phalangienne en un tendon qui se termine à un demi-cercle fibro–cartilagineux situé au bord antérieur de la tête de la troisième phalangine, à la face inférieure de cet os L'insertion n'est pas tout à fait sur la ligne médiane du demi-cercle cartilagineux, elle est rejetée sur le bord interne, à cause du passage du tendon fléchisseur de la troisième phalangette (13).

*Fonction.* Fléchit la troisième phalangine.

*Comparaison.* Correspond au muscle de même nom des urodèles. On peut remarquer, qu'il naît chez ces derniers vis-à-vis de la portion du fléchisseur interne des doigts (9b.) que je considère comme correspondant au tarso-fléchisseur des doigts des anoures (9i) dont dépend le fléchisseur de la troisième phalangine.

Hoffmann donne pour le Bufo une description exacte et une fausse pour la *Rana*, il critique même Ecker d'avoir fait insérer le muscle à la phalangine. Il suffit pourtant de tirer légèrement avec des pinces sur le tendon pour constater quel est le segment qu'il fléchit.


## 18. Fléchisseur de la quatrième phalangine (Pl. xvii, fig. 16. Pl. xviii, fig. 17, 18, 19, 20).

*Tendini sous-phalanginettiens* (207, 208). DUGÈS.
*Lumbricalis digiti IV* (147). ECKER.
*Tarsali primo metatarsum primum* (106). HOFFMANN.


Ce muscle identique chez la *Rana* et le *Bufo*, quoiqu'en dise HOFFMANN, provient d'un tendon, qui naît du gros tendon du fléchisseur externe des doigts. Il recouvre la face inférieure du pied au niveau du quatrième métatarsien et arrivé à l'articulation métatarso-phalangienne son ventre musculaire se transforme en un tendon en partie recouvert par le tendon fléchisseur de la quatrième phalangette (14). Aussi se divise-t-il en deux branches formant gouttière pour le tendon qui le recouvre et attachées à droite et à gauche à un demi-cercle cartilagineux analogue à celui du muscle précédent et fixé à la quatrième phalangine. Chez le *Bombinator* et le *Discoglossus* le tendon supérieur d'insertion est très long et le ventre musculaire est descendu au niveau de la quatrième phalange.

ECKER fait aboutir le tendon de ce muscle à l'extrémité postérieure de la deuxième phalange (quatrième phalanginette A. P.).

HOFFMANN donne une description différente pour le *Bufo* et la *Rana*. Pour le premier il n'indique pas de muscle fléchisseur de la phalangine C'est probablement un de ceux, qu'il fait terminer à la deuxième phalange (quatrième phalanginette A. P.). Pour la *Rana*, il n'en indique pas et prétend qu'il n'a pu trouver le muscle décrit par ECKER ; il le confond sans doute avec un prétendu muscle allant au quatrième métatarsien.

*Fonction.* Fléchisseur de la quatrième phalangine.

*Comparaison.* Correspond exactement au muscle de même nom des urodèles.

19. Fléchisseur de la cinquième phalangine (Pl. xvII, fig. 16.
Pl. xvIII, fig. 17, 18, 19 et 20).

*Tendini sous-phalanginien du digitule* (203). DUGES.
*Lumbricalis digiti V* (148). ECKER.
*Tarso metatarsi et digiti pedis (partim)* (127). HOFFMANN.


Description analogue à celle du muscle précédent, mais relative
au cinquième doigt, avec cette différence, que le tendon ne présente
pas inférieurement deux branches, mais une seule aplatie et insérée
plutôt au bord interne du demi-cercle fibro-cartilagineux, que sur la
ligne médiane à cause du passage du tendon fléchisseur de la cinquième phalangette (15).

*Fonction.* Fléchit la phalangine du quatrième doigt.

*Comparaison.* Ne se trouve pas chez les urodèles ; ceux-ci ne
présentent pas d'ailleurs de phalangine au cinquième doigt.

HOFFMANN indique ce muscle chez le *Bufo*, mais pas chez la *Rana*
malgré la description exacte donnée par ECKER. Il le confond avec
un prétendu muscle, qu'il décrit comme allant au métatarsien.

20. Fléchisseur primitif de la troisième phalangine
(Pl. xvII, fig. 16. Pl. xvIII, fig. 17, 18, 19 et 20).

*Phalango phalanginien du medius* (204). DUGES.
*Flexor phalangum proprius digiti III* (159). ECKER.
*Phalangi I phalanx II digiti III* (138). HOFFMANN.


Il est formé par deux petits ventres musculaires fixés à droite et
à gauche sur la face postérieure de la troisième phalange. Leurs
fibres convergent vers la ligne médiane et leur tendon unique passe
sous le demi-cercle fibro-cartilagineux, qui sert à l'insertion du
fléchisseur de la troisième phalagine (17), il se fixe à la face inférieure
de la troisième phalangine sur la ligne médiane, à l'extrémité du
premier tiers de l'os.

*Fonction.* Sert à fléchir la phalangine sur la phalange.

*Comparaison.* Correspond au muscle de même nom des urodèles,
avec cette différence que chez ces derniers le fléchisseur et le

fléchisseur primitif de la troisième phalangine s'insèrent sur le même demi-cercle cartilagineux.

On peut s'expliquer la chose en remarquant que chez les anoures le demi-cercle en question contracte des adhérences assez nombreuses avec la capsule articulaire ; il est donc assez impropre à l'attache d'un muscle chargé spécialement de fléchir la phalangine sur la phalange.

DUGES prétend que ce muscle est propre aux anoures ; il est vrai qu'il ne cite pas le muscle correspondant chez la salamandra.


## 21. Fléchisseur primitif de la quatrième phalangine.
(Pl xvii, fig. 16. Pl. xviii, fig. 17. 18. 19 et 20).

*Phalangino phalanginettien* (209). DUGES.
*Flexor phalangum proprius digiti IV posterior* (164). ECKER.
*Phalangi II phalanx III digiti IV* (142). HOFFMANN.


Petit muscle identique au précédent qui s'insère à la quatrième phalanginette et dont le tendon se termine à la quatrième phalangine.

*Fonction et comparaison.* Mêmes remarques que pour le précédent.


## 22. Fléchisseur primitif de la cinquième phalangine.
(Pl. xvii, fig. 16. Pl. xviii, fig. 17. 18. 19 et 20).

*Phalango phalanginien du cinquième doigt* (206). DUGES.
*Flexor phalangum proprius digiti V* (169). ECKER.
*Phalangi I phalanx II digiti V* (146). HOFFMANN.


Muscle identique au précédent, il naît de la cinquième phalange et se termine à la cinquième phalangine.

*Fonction.* Sert à fléchir la phalangine sur la phalange. Même remarque que pour le muscle précédent.

*Comparaison.* Manque chez les urodèles, qui d'ailleurs n'ont pas de phalangine au cinquième doigt.

**23.** Fléchisseur de la quatrième phalanginette. (Pl. xvii, fig. 16. Pl. xviii, fig. 17. 18. 19 et 20).

(Un des deux) *Tendini sous-phalanginiens du quatrième doigt* (201). DUGES.
*Lumbricalis digiti IV* (146). ECKER.
*Tarso metatarsi et digiti pedis (partim)* (127). HOFFMANN.

C'est un muscle situé à la face inférieure du pied dans la région du quatrième métatarsien, il descend le long du bord interne du tendon fléchisseur de la quatrième phalangette (14) et s'en écarte un peu au niveau du fléchisseur de la quatrième phalangine (18). Son tendon d'insertion se divise en deux branches, qui se fixent à droite et à gauche du demi-cercle fibro-cartilagineux de la tête de la quatrième phalanginette.

*Fonction.* Fléchisseur de la phalanginette du quatrième doigt.

*Comparaison.* Correspond au muscle de même nom que l'on trouve chez le *Siredon* ou l'*Amblystoma*. Le *Triton* et la *Salamandra* n'ont ni le muscle ni l'os correspondants.

ECKER le fait terminer à l'extrémité postérieure de la phalange basilaire du quatrième doigt (quatrième phalange, A. P.). Cette insertion n'est guère vraisemblable, puisqu'il y a un extenseur qui aboutit précisément à la tête de la quatrième phalanginette à la face supérieure du pied.

**24.** Fléchisseur primitif de la quatrième phalanginette. (Pl. xvii, fig. 16. Pl. xviii, fig. 17. 18. 19 et 20).

*Phalango phalanginien du quatrième doigt* (205). DUGES.
*Flexor phalangum proprius digiti IV anterior* (163). ECKER.
*Phalangi I phalanx II digiti IV* (141). HOFFMANN.

Muscle semblable au Fléchisseur primitif de la quatrième phalangine (21), mais il naît de la quatrième phalange et se termine à la quatrième phalanginette.

*Fonction.* Sert à la flexion de la phalanginette par rapport à la phalange.

*Comparaison.* Correspond au muscle de même nom des urodèles avec la différence déjà signalée pour les muscles analogues ; il ne s'unit pas au fléchisseur de la phalanginette, mais passe sous son insertion pour se fixer isolément à la phalanginette.

## 27. Adducteur de la phalangette de l'ergot. (Pl. xvii, fig. 16. Pl. xviii, fig. 17 et 18).

*Tibio sous-tarsien (partim)* (163). Duges.
*Abductor hallucis* (150). Ecker.
*Aponeurotico accessorius* (131). Hoffmann.

C'est un petit muscle triangulaire qui naît du bord interne de l'extrémité postérieure de l'aponévrose plantaire, il se termine à son autre extrémité au bord supérieure de la phalangette de l'ergot.

*Fonction.* Vu le peu de mobilité de l'ergot, sa fonction est peu évidente ; peut-être est-ce un point d'insertion fixe pour le Fléchisseur interne des doigts (9*b*).

*Comparaison.* Ne se trouve pas chez les Urodèles, où l'ergot manque d'ailleurs.

Ecker et Hoffmann le considèrent comme le prolongement du fléchisseur interne des doigts (9, *b*).

## 28. Adducteur du métatarsien de l'ergot. (Pl. xviii, fig. 21 et 22).

C'est un petit muscle également triangulaire, qui naît au même endroit mais au-dessus du précédent, il est donc surtout visible à la face supérieure du pied ; ses fibres vont se fixer en convergeant au bord supérieur du métatarsien de l'ergot.

*Fonction* et *comparaison*, mêmes remarques que pour le muscle précédent.

Ecker et Hoffmann ne le distinguent pas du muscle précédent.

## 29. Adducteur postérieur du premier métatarsien. (Pl. xviii, fig. 17 et 18).

*Tibio sous-tarsien (partim)* (163). Dugès.
*Abductor longus digiti I* (152). Ecker.
*Aponeurotico metatarsum I* (133). Hoffmann.


Petit muscle triangulaire superficiel, qui naît au-dessous du précédent du bord interne de l'aponévrose plantaire. Ses fibres convergent fortement en bas et du côté interne et se terminent par un tendon qui se fixe au bord interne du premier métatarsien à peu près au deuxième tiers de la longueur de l'os.

Chez le *Bombinator* et le *Discoglossus* au lieu de s'insérer par un tendon rond, il se fixe par une lame aponévrotique large au bord interne du premier métatarsien.

*Fonction.* Il tend à écarter le premier doigt des autres doigts, ce qui a une certaine importance pour la natation.

*Comparaison.* Ne correspond à aucun muscle des urodèles.


## 30. Fléchisseur de la première phalange. (Pl. xvii, fig. 16. Pl. xviii, fig. 17 et 18).

*Tendini sous-phalangien du pouce* (185). Dugès.
*Lumbricalis digiti I* (141). Ecker.
*Tarso metatarsi et digiti pedis (partim)* (127) Hoffmann.


Ce muscle qui est superficiel recouvre la face inférieure du premier métatarsien dans sa moitié interne. Ses fibres vont se fixer en convergeant, (mais plutôt du côté interne que sur la ligne médiane), à un demi-cercle cartilagineux semblable à ceux que j'ai décrits à propos des fléchisseurs des phalangines, mais qui contracte des adhérences encore plus étroites avec la capsule articulaire métatarso-phalangienne.

Il peut donc contribuer à la flexion des deux segments par rapport au tarse, mais plus difficilement à celle de la phalange par rapport au métatarsien.

*Fonction.* Outre son rôle de fléchisseur que je viens d'indiquer il est légèrement adducteur du premier doigt.

*Comparaison.* Correspond au muscle de même nom des urodèles ; ses relations avec la capsule articulaire ne doivent pas étonner si on remarque que chez les anoures le fléchisseur du métatarsien, correspondant au muscle (36) des urodèles, n'existe pas.

HOFFMANN le fait terminer à l'extrémité basilaire du premier métatarsien, de sorte qu'il ne pourrait fléchir la phalange. Outre que la dissection montre qu'il va bien à la phalange, la comparaison avec les urodèles et les sauriens et la présence d'un extenseur correspondant ne peut laisser aucun doute sur son insertion terminale.

## 31. Fléchisseur de la deuxième phalange. (Pl. xvii, fig. 16. Pl. xviii, fig. 17 et 18).

Deux *Tendini sous-phalangiens du deuxième doigt* (186, 187). DUGÈS.
*Lumbricalis digiti II* (142). ECKER.
*Tarso metatarsi et digiti pedis (partim)* (127). HOFFMANN.

L'insertion supérieure est situé au bord externe et un peu plus bas que celle du muscle précédent Pour tout le reste même description et mêmes remarques, mais relatives au deuxième doigt.

## 32. Fléchisseur de la troisième phalange. (Pl. xvii, fig. 16. Pl. xviii, fig. 17 et 18).

*Tendini phalangien du medius* (188). DUGÈS.
*Lumbricalis digiti III* (143). ECKER.
*Tarso metatarsi et digiti pedis (partim)* (127). HOFFMANN.

Muscle analogue au précédent chez la *Rana* et le *Bufo*.

Il naît également de l'aponévrose plantaire, suit le bord interne du troisième métatarsien, et vient se terminer au demi-cercle cartilagineux de la tête de la troisième phalange, mais plutôt au bord interne que sur la ligne médiane. Son bord externe est en partie recouvert par le fléchisseur de la troisième phalangine (17).

Chez le *Bombinator* et le *Discoglossus* il y a deux muscles. Le muscle interne est analogue à celui que je viens de décrire, mais s'insère nettement au bord interne de la tête de la phalange, il est moins développé que chez le *Bufo*. Le muscle externe est peu développé et se fixe au bord externe de la tête de la phalange.

*Fonctions.* Analogues à celles du fléchisseur de la première phalange (30).

*Comparaison.* Correspond au muscle de même nom des Urodèles et comme pour le muscle précédent, les adhérences du cartilage d'insertion et de la capsule articulaire s'expliquent par l'absence d'un fléchisseur correspondant du métatarsien.

Remarquons que les deux muscles du *Bombinator* et du *Discoglossus* sont les deux moitiés d'un même muscle et que nous retrouvons la même division en deux parties chez les Urodèles.

HOFFMANN fait arrêter ce muscle au métatarsien, de plus il indique une division de ce muscle en deux parties chez le Bufo, et deux muscles différents chez la Rana.

### 33. Fléchisseur de la quatrième phalange. (Pl. xvii, fig. 16. Pl. xviii, fig. 17 et 18).

*Tendini phalangien du quatrième doigt* (189). DUGES.
(Un des) *deux Tendini sous-phalanginiens du quatrième doigt* (202). DUGES.
*Lumbricalis digiti IV* (145). ECKER.
*Flexor brevis digiti IV* (162). ECKER.
*Tarso metatarsi et digiti pedis (partim)* (127). HOFFMANN.
*Cartilagini plantari metatarsus IV* (140). HOFFMANN.

Les deux faisceaux musculaires qui servent à la flexion de la quatrième phalange ont été considérés par les différents auteurs comme deux muscles distincts : j'estime que ce sont les deux parties d'un même muscle. Nous avons vu effet par l'exemple du fléchisseur de la troisième phalange (32) qu'un même muscle peut-être simple (*Rana, Bufo*) ou formé de deux parties *Bombinator, Discoglossus*). Ce muscle est d'ailleurs divisé en deux chez le urodèles et pour la même raison que pour les anoures, c'est-à-dire le passage des fléchisseurs de la phalangette, de la phalangine et de la phalanginette.

Ce muscle naît du bord inférieur de l'aponévrose plantaire.

Les insertions des deux parties sont séparées par le gros tendon terminal du Fléchisseur externe des doigts (9e). La moitié interne suit le bord correspondant du quatrième métatarsien et s'insère au demi-cercle cartilagineux qui continue la tête de la quatrième phalange. La moitié externe suit le bord correspondant du quatrième métatarsien et se comporte de même.

*Fonction.* Fléchit la phalange du quatrième doigt, de plus la moitié interne peut jouer le rôle d'adducteur, et la moitié externe le rôle de déducteur.

*Comparaison.* Correspond aux deux parties du muscle de même nom chez les urodèles.

Hoffmann décrit chez le *Bufo* et la *Rana* trois muscles : les deux premiers, qui correspondent à ma branche interne, seraient des rameaux du *Tarso-metatarsi* et *digiti pedis* (127) de cet auteur, le troisième serait un des ventres du *Cartilagini plantari metatarsus* IV, V (140) de cet auteur.

Ces trois muscles se termineraient au quatrième métatarsien.


## 34. Fléchisseur de la cinquième phalange. (Pl. xvii, fig. 16. Pl. xviii, 17 et 18).

*Sous-tarso in phalangien du digitule* (191). Duges.
*Sous-tarso ex phalangien du digitule* (190). Duges.
*Flexor brevis digiti V* (167). Ecker.
*Adductor digiti V* (166). Ecker.
*Cartilagini plantari metatarsus V* (140). Hoffmann.
*Cartilagini plantari metatarsum V* (144). Hoffmann.


Pour des raisons analogues à celles que j'ai données pour le muscle précédent, je considère ces deux muscles comme deux parties d'un même tout, d'autant plus que chez le *Bombinator* et le *Discoglossus* il est très difficile de les séparer.

(*Rana, Bufo*). On a deux muscles bien développés descendant l'un le long du bord interne, l'autre le long du bord externe du cinquième métatarsien. Ils sont séparés par le tendon fléchisseur de la phalangette (15) et par le fléchisseur de la cinquième phalangine (19), qui recouvre même le bord externe de la moitié interne du Fléchisseur de la cinquième phalange. Ces deux moitiés se fixent du côté interne et du côté externe de la phalange du cinquième doigt comme les muscles analogues des autres doigts.

*Bombinator* et *Discoglossus*. La branche externe est très peu développée et se confond presqu'avec la branche interne ; toutes deux sont situées du côté externe par rapport au tendon fléchisseur de la cinquième phalangette. Chez le *Bombinator* une partie des fibres de la partie interne s'insère sur le cinquième métatarsien.

*Fonction*. Fléchisseur de la cinquième phalange. Chez la *Rana* et le *Bufo* une des moitiés peut être considérée comme servant d'adducteur, l'autre de déducteur. Chez le *Bombinator* et le *Discoglossus* aucune partie ne sert à l'adduction.

*Comparaison*. Correspond au muscle de même nom des Urodèles. Chez le *Bombinator*, qui au point de vue de la musculature est comme je l'ai déjà dit le terme de passage entre les urodèles et les anoures, une partie des fibres se fixe au métatarsien rappelant le fléchisseur du cinquième métatarsien des urodèles (40).

Ecker indique le cinquième métatarsien comme insertion inférieure de la moitié externe du muscle, chez la *Rana*.

Hoffmann indique ce même os comme point d'insertion de la moitié interne et de la moitié externe du muscle.

42. Fléchisseur profond de la première phalange. (Pl. xviii, fig. 17. 19 et 20).

*Sous-metatarso phalangien du pouce* (193). Dugès.
*Flexor brevis digiti I* (153). Ecker.
*Metatarso II metatarsum I minor* (134). Hoffmann.

C'est un muscle qui a la forme d'un ruban aplati, situé sous le tendon fléchisseur de la première phalangette à la face inférieure du pied. Il naît par un tendon du premier tarsalien, mais à la limite du second tarsalien. Il se dirige obliquement vers l'intérieur, suit le bord externe du premier métatarsien et au niveau de l'articulation métatarso-phalangienne, il se continu par un tendon, qui passe sous le fibro-cartilage d'insertion du fléchisseur de la première phalange

(30) et se fixe sur la ligne médiane du premier métatarsien, à la face inférieure et au premier tiers de la longueur de cet os.

*Fonction.* Fléchit la première phalange.

*Comparaison.* Ses points d'insertion ne laissent aucun doute ; il correspond évidemment au muscle de même nom des urodèles, mais ici le fléchisseur primitif de la phalange sous-jacent n'existe pas. Ce muscle est d'ailleurs analogue à ceux que je vais étudier, et dont l'homologie ne peut être discutable.

Ecker et Hoffmann le font naître du deuxième métatarsien, de plus Hoffmann le termine au premier métatarsien.


## 43. Fléchisseur profond de la deuxième phalange.
(Pl. xviii, fig. 19).

(*Bombinator*, *Discoglossus*). C'est un muscle analogue au précédent en forme de ruban aplati, qui naît par un court tendon de la face inférieure du troisième tarsalien, sur la ligne médiane de cet os. Il se dirige obliquement vers l'intérieur, recouvre la ligne médiane du deuxième métatarsien et à la hauteur de l'articulation métatarso-phalangienne se transforme en un tendon, qui s'unit à celui du fléchisseur primitif de la deuxième phalange (49) sous-jacent. Ce muscle n'existe ni chez la *Rana*, ni chez le *Bufo*.

*Fonction.* Fléchisseur de la phalange du deuxième doigt.

*Comparaison.* Correspond au muscle de même nom des urodèles, mais chez ceux-ci la lame tendineuse d'insertion n'est généralement pas attachée au troisième tarsalien, elle est simplement fixée à ses deux extrémités.

Hoffmann ne fait pas mention de ce muscle.


## 44. Fléchisseur profond de la troisième phalange.
(Pl. xviii, fig. 19).

(*Bombinator*). Ce muscle de même forme que le précédent, naît à côté de lui de la face inférieure du troisième tarsalien, il recouvre la ligne médiane du troisième métatarsien et comme le précédent à la hauteur de l'articulation métatarso-phalangienne il se transforme en un tendon, qui s'unit au fléchisseur primitif de la troisième phalange (50) sous-jacent.

Ce muscle manque chez la *Rana*, le *Bufo* et le *Discoglossus*.

*Fonction.* Fléchit la phalange du troisième doigt.

*Comparaison.* Correspond au muscle de même nom des urodèles.

Aucun auteur ne le cite.


Fléchisseur profond de la quatrième phalange.

N'existe dans aucun des types que j'ai étudiés.


46. Fléchisseur profond de la cinquième phalange. (Pl. xviii, fig. 19).

(*Bombinator*). Muscle analogue au précédent, il naît par un tendon du bord externe du troisième tarsalien à la face inférieure de cet os, se dirige obliquement vers l'extérieur, recouvre le bord interne du cinquième métatarsien et au niveau de l'articulation métatarso-phalangienne se transforme en un tendon qui s'unit au fléchisseur primitif de la cinquième phalange (52) sous-jacent.

Ce muscle manque chez la *Rana*, le *Bufo* et le *Discoglossus*.

*Fonction.* Fléchisseur de la phalange du cinquième doigt.

*Comparaison.* Correspond au muscle de même nom des urodèles, mais l'insertion supérieure a été un peu reportée du côté interne, probablement à cause de l'absence des quatrième et cinquième tarsaliens.

Ce qui confirme les homologies des muscles que nous venons de décrire avec ceux des urodèles, c'est qu'on trouve une lame tendineuse qui réunit le bord externe du tendon du fléchisseur profond de la cinquième phalange des anoures avec l'extrémité inférieure du calcanéum. En outre, au-dessus du tendon du fléchisseur profond de la cinquième phalange est une lame aponévrotique, qui va rejoindre au bord externe du calcanéum l'aponévrose plantaire et qui correspond sans doute au Fléchisseur profond commun des phalanges (41), muscle qui existe chez les urodèles, mais qui a disparu chez les anoures.

Aucun auteur ne cite ce muscle.


## 47. Adducteur accessoire du cinquième métatarsien. (Pl. xviii, fig. 19).

(*Bombinator*, *Discoglossus*). C'est un muscle qui prend naissance à la face inférieure du troisième tarsalien au même point que le précédent qui le recouvre en partie. Ses fibres vont se fixer en s'étalant à la face inférieure du cinquième métatarsien dans la partie diaphysaire, au bord externe de l'insertion du fléchisseur primitif de la cinquième phalange (52).

Manque chez la *Rana* et le *Bufo*.

*Fonction*. Sert d'adducteur au cinquième métatarsien.

*Comparaison*. Je n'ai pu trouver de muscle homologue ni chez les urodèles ni même chez les sauriens.

Aucun auteur ne cite ce muscle.


## 49. Fléchisseur primitif de la deuxième phalange. (Pl. xviii, fig. 17. 19 et 20).

*Sous-metatarso phalangien du second doigt* (194). DUGÈS.
*Flexor digiti II proprius* (156). ECKER.
*Metatarso II phalanx I digiti II* (136). HOFFMANN.

Ce muscle caché sous les autres fléchisseurs des différents segments du premier doigt a la forme d'un ruban mince et étroit qui sort de la face inférieure du deuxième métatarsien sur la ligne médiane et dans la moitié supérieure de cet os. Au niveau de l'articulation métatarso-phalangienne il se transforme en un tendon qui se comporte comme ceux des fléchisseurs primitifs des autres segments des doigts, c'est-à-dire qu'il passe sous le cartilage d'insertion du fléchisseur de la deuxième phalange (31) et se fixe à la face inférieure de la deuxième phalange sur la ligne médiane et au niveau du premier tiers de cet os.

*Fonction.* Fléchit la phalange sur le métatarsien.

*Comparaison.* Correspond au muscle de même nom des urodèles, avec cette différence qu'il passe sous le fibro-cartilage d'insertion du fléchisseur de la deuxième phalange, au lieu de s'y fixer.


## 50. Fléchisseur primitif de la troisième phalange.
(Pl. xviii, fig. 17. 19 et 20).

*Sous-metatarso phalangien du medius* (195). Duges.
*Flexor digiti III proprius* (158). Ecker.
*Metatarso III phalanx I digiti III* (137). Hoffmann.

Muscle analogue au précédent mais relatif au troisième doigt.


## 51. Fléchisseur primitif de la quatrième phalange.
(Pl. xviii, fig. 17. 19 et 20).

*Sous-metatarso phalangien du quatrième doigt* (196). Duges.
*Flexor digiti IV proprius* (161). Ecker.
*Metatarso IV phalanx I digiti IV* (139). Hoffmann.

Muscle analogue au précédent mais relatif au quatrième doigt. Il
est beaucoup plus développé.


## 52. Fléchisseur primitif de la cinquième phalange.
(Pl. xviii, fig. 17. 19 et 20).

*Sous-metatarso phalangien du digitule* (19). Duges.
*Flexor digiti V proprius* (168). Ecker.
*Metatarso V phalanx I digiti V* (145). Hoffmann.

Muscle analogue au précédent mais relatif au cinquième doigt.


## 53. Fléchisseur primitif du premier métatarsien.
Pl. xviii, fig. 17. 19 et 20).

*Sous-tarso metatarso phalangien du pouce* (192). Duges.
*Opponens digiti I* (154). Ecker.
*Metatarso II metatarsum I major* (135). Hoffmann

C'est un muscle plat recouvert par tous les autres fléchisseurs du premier métatarsien. Chez le *Discoglossus*, le *Bombinator* et la *Rana* il naît du deuxième tarsalien. Chez le *Bufo* son insertion a été reportée vers l'extérieur et il sort du premier tarsalien. Son insertion inférieure recouvre la face inférieure de la diaphyse du premier métatarsien, sauf le bord externe de l'os.

*Fonction.* Fléchisseur, mais aussi déducteur sauf chez le *Bufo*.

*Comparaison.* Correspond au muscle de même nom des urodèles, mais il est plus développé.

ECKER et HOFFMANN le font naître du deuxième métatarsien.


54. Déducteur du deuxième doigt. (Pl. xviii, fig. 17. 19 et 20).

*Sous-tarso métatarsien du deuxième doigt* (173). DUGES.
*Flexor metatarsi digiti II* (155). ECKER.
*Tarsali fibulari metatarsum II* (130). HOFFMANN.


C'est un muscle triangulaire caché par les fléchisseurs du deuxième et du troisième doigts. Il tire son origine d'une lame tendineuse qui naît du bord externe du deuxième tarsalien et va rejoindre l'angle externe de la base du Calceneum sur la face inférieure de cet os. L'insertion de fibres sur cette lame tendineuse a lieu au niveau de la tête du quatrième tarsalien, de là les fibres s'étalent en éventail et se dirigent du côté interne et se fixent à la moitié interne de la face inférieure de la diaphyse du deuxième métatarsien.

*Fonction.* Ce muscle est nettement déducteur car son insertion physiologique est l'angle externe du calcaneum, comme l'indique la direction des fibres.

*Comparaison.* Vu son insertion inférieure le long du fléchisseur primitif de la deuxième phalange et le fléchisseur profond du même os, il est difficile qu'il ne corresponde pas à la moitié externe du fléchisseur primitif du deuxième métatarsien (54) des Urodèles. On sait que ce muscle a des tendances à naître du côté externe du pied, car son insertion supérieure recouvre le bord interne du troisième tarsalien.

### 55. Déducteur du troisième doigt. (Pl. xvii, fig. 16. Pl. xviii, fig. 17. 18. 19 et 20).

*Sous-calcaneo metatarsien du medius* (174). Dugès.
*Flexor metatarsi digiti III* (157). Ecker.
*Tarsali fibulari metatarsum III* (130). Hoffmann.

Ce muscle semblable au précédent naît à son bord externe et se termine à la surface correspondante du troisième doigt.

*Fonction.* Comme le précédent il est nettement déducteur.

*Comparaison.* Correspond à la moitié externe du fléchisseur primitif du troisième doigt des Urodèles.

### 56. Déducteur du quatrième doigt. (Pl. xviii, fig. 17. 19 et 20).

(Un des trois) *Metatarso métatarsiens* (175). Dugès.
*Flexor metatarsi digiti IV* (160). Ecker.
*Tarsali fibulari metatarsum IV* (130). Hoffmann.

(*Rana, Bufo*). Ce muscle semblable au précédent naît du côté externe et son tendon se détache des précédents vis à vis de l'insertion au calcanéum. Il est peu développé et ne s'insère que dans la moitié supérieure de la diaphyse du quatrième métatarsien.

(*Bombinator* et *Discoglossus*). Chez ces deux anoures il est beaucoup plus développé et arrive jusqu'à l'extrémité postérieure du quatrième métatarsien, mais sa face inférieure est en partie cachée par le quatrième intermétatarsien (70),

*Fonction.* Déducteur du quatrième doigt

*Comparaison.* Correspond à la moitié externe du fléchisseur primitif du quatrième métatarsien des urodèles (56).
Dugès le considère comme un muscle propre aux anoures.

## 57. Déducteur du cinquième doigt. (Pl. xvii, fig. 16. Pl. xviii, fig. 17. 18. 19 et 20).

*Calcaneo ex métatarsien du digitule* (169). Duges.
*Abductor digiti V* (165). Ecker.
*Tarsali fibulari metatarsum V* (143). Hoffmann.

Muscle semblable au précédent, il nait à côté de lui mais son tendon supérieur se fixe directement au calcaneum. Ses fibres se fixent à la moitié externe de la face inférieure du cinquième métatarsien dans la partie diaphysaire.

*Fonction.* Déducteur du cinquième doigt.

*Comparaison.* Correspond à la moitié externe du fléchisseur primitif du cinquième métatarsien (57) des urodèles.

## 67. Premier intermétatarsien. (Pl. xviii, fig. 17. 19 et 20).

*Premier intermétatarsien* (170). Duges.
*Interosseus* (170). Ecker.
*Metatarso I metatarsum II* (147). Hoffmann.

Ce muscle a la forme d'un ruban aplati étendu entre les deux premiers métatarsiens. L'une de ses insertions se trouve au bord externe du premier métatarsien, à côté de celle du fléchisseur primitif du premier métatarsien (53), l'autre est au bord interne du deuxième métatarsien à côté de l'insertion du Déducteur du deuxième doigt (54). Les fibres ont une direction nettement oblique de bas en haut et de l'intérieur vers l'extérieur chez le *Bombinator* et le *Discoglossus*, cette obliquité est très faible chez le *Bufo* et la *Rana*.

*Fonction.* Sert à rapprocher l'un de l'autre les deux premiers doigts.

*Comparaison.* Correspond au muscle de même nom des urodèles.

## 68. Deuxième intermétatarsien (Pl. xviii, fig. 17, 19 et 20)

*Deuxième intermétatarsien* (171). DUGES.
*Metatarso II metatarsum III* (148). HOFFMANN.
*Interosseus* (171). ECKER.

Muscle semblable étendu entre les deuxième et troisième métatarsiens. Description analogue.

### 69. Troisième intermétatarsien (Pl. XVIII, fig. 17, 19 et 20).

*Troisième intermétatarsien* (172). DUGES.
*Interosseus* (172). ECKER.
*Metatarso III metatarsum V* (149). HOFFMANN.

Muscle semblable au précédent et allant du troisième au quatrième métatarsien. Chez tous les anoures que j'ai étudiés ses fibres ont une direction oblique de bas en haut et de l'intérieur à l'extérieur. Chez la *Rana*, il est dans le prolongement du quatrième intermétatarsien et l'insertion externe de l'un est au contact de l'insertion interne de l'autre. Cette disposition a trompé les différents anatomistes et leur a fait croire à la présence d'un seul intermétatarsien allant directement du troisième au cinquième métatarsien.

*Fonction.* Sert à rapprocher le troisième et le quatrième métatarsien.

*Comparaison.* Correspond au muscle de même nom des urodèles. DUGES, ECKER et HOFFMANN décrivent un seul muscle allant du troisième au cinquième métatarsien

### 70. Quatrième intermétatarsien (Pl. XVIII, fig. 17, 19 et 20).

*Troisième intermétatarsien* (172). DUGES.
*Interosseus* (172). ECKER.
*Metatarso III metatarsum V* (149). HOFFMANN.

Muscle semblable au précédent situé entre les quatrième et cinquième métatarsiens. Description et remarques analogues à celles du muscle précédent.

**71. Quatrième intermétatarsien accessoire** (Pl. xviii, fig. 17, 21 et 23).

(Un des trois) *Metatarso métatarsiens* (176). Duges.

C'est un muscle semblable aux précédents mais qui fait plutôt partie de la musculature supérieure du pied ; du côté inférieur, il est en effet caché par différents muscles, en particulier par les déducteurs du quatrième et du cinquième doigts. Il s'insère au bord interne du cinquième métatarsien sur le quart supérieur de la longueur de l'os ; son insertion sur le bord externe du quatrième métatarsien est un peu plus longue.

*Fonction.* Mêmes fonctions que le quatrième intermétatarsien.

*Comparaison.* C'est probablement la partie supérieure du quatrième intermétatarsien qui a été repoussée à la face supérieure du pied par le déducteur du quatrième doigt (56). Chez le *Bombinator* et le *Discoglossus* où ce déducteur passe au-dessus du quatrième intermétatarsien, les deux muscles sont complètement séparés.

Duges est le seul qui le cite.

**73. Rotateur direct du pied** (Pl. xviii, fig. 17, 19 et 20).

*Tibio sous-astragalien* (162). Duges.
*Calcaneo scaphoïdien* (164). Duges.
*Extensor tarsi* (135). Ecker.
*Adductor longus digiti I* (151). Ecker.
*Tarso tarsale tibiale* (126). Hoffmann.
*Tarsali fibulari et tibiali-tarsale et metatarsale I.* Hoffmann.

Ce muscle est formé de deux muscles bien individualisés chez les anoures, mais qui correspondent à un seul muscle aussi bien chez les urodèles que chez les sauriens.

La partie interne naît d'un large tendon fixé à la base du fibula, à la face inférieure de cet os et d'où sont déjà sortis le fléchisseur externe (9e) et le fléchisseur interne (9d) des doigts ; ce dernier muscle le recouvre d'ailleurs. Il se fixe à la face inférieure de l'astragale sur les deux tiers inférieurs de la diaphyse.

La partie externe naît du calcaneum et de l'astragale. Son insertion calcanéenne la plus étendue a la forme d'un triangle dont la base suit le bord postérieur de la tête de l'os et dont le sommet aboutit à l'extrémité inférieure de la diaphyse du côté interne. L'insertion astragalienne recouvre le bord externe de la diaphyse dans le tiers antérieur. Les fibres convergent fortement vers la ligne de jonction des bases du calcaneum et de l'astragale et là se transforment en un tendon qui passe dans une gouttière située entre ces deux bases et s'étale à la face inférieure du tarsalien de l'ergot où il se fixe. Un autre tendon réunissant le tarsalien au métatarsien de l'ergot lui fait pour ainsi dire suite. Ce muscle est complètement caché par le fléchisseur externe des doigts (9e).

*Fonction.* La partie interne tend à fléchir l'astragale tout en lui donnant un léger mouvement de rotation. La partie externe se fixe uniquement au tarsalien de l'ergot, mais vu les liaisons de cet os avec les os voisins, elle a évidemment pour but la rotation du pied dans le sens direct.

*Comparaison.* Les urodèles possèdent un rotateur direct du pied (73). La partie interne de celui des urodèles correspond aux fibres s'insérant à la base du tibia et la partie externe aux fibres s'insérant au fibulaire. Chez les urodèles, l'insertion inférieure du muscle se trouve sur le tibial, le premier tarsalien et le premier métatarsien. HOFFMANN indique le premier métatarsien comme insertion inférieure du muscle chez les anoures.

**74. Long rotateur direct du pied** (Pl. xvii, fig. 16. Pl. xviii, fig. 17, 18, 21 et 22).

*Cruro astragalien* (160). DUGÈS.
*Tibialis posticus* (128). ECKER.
*Cruro tarsale tibiale* (100). HOFFMANN.

Ce muscle est en partie caché par le fléchisseur commun des doigts (9c). Il naît de l'os de la jambe par une large insertion qui recouvre presque complètement la face inférieure de sa diaphyse. A l'extrémité postérieure de l'os, il se transforme en un tendon logé dans une gouttière profonde fibulo-tibiale. Ce tendon faisant un angle droit passe entre la face postérieure de l'os de la jambe et la face antérieure de l'astragale et vient se fixer à la face supérieure du pied au milieu de la tête de l'astragale.

*Fonction.* Sert sans doute à étendre le pied tout en lui donnant un mouvement de rotation.

*Comparaison.* Correspond peut-être à la partie antérieure du rotateur direct du pied des urodèles. Il est probable pourtant que c'est un muscle propre aux anoures.


## 76. Extenseur commun des doigts (Pl. xviii, fig. 17 et 22).

*Peroneo sus-phalangien du quatrième doigt* (178). Duges.
*Extensor longus digiti IV* (181). Ecker.
*Tarsali fibulari phalanx prima digiti longus IV* (109). Hoffmann.

Ce muscle superficiel, situé à la face supérieure du pied, naît de l'extrémité inférieure de l'os de la jambe à la face externe immédiatement au-dessus de la base de cet os. Il contourne le bord de l'os de la jambe passe entre la tête de l'astragale et celle du calcaneum et arrivé au niveau du milieu de cet os se comporte de différentes façons suivant les anoures.

(*Bufo.*) Il s'étale en éventail à la surface du pied et donne des fibres de renforcement aux extenseurs superficiels des deuxième et troisième phalanges (79 et 80), aux extenseurs des quatrième et cinquième phalanges (84 *a.* et 85) et à l'extenseur de la quatrième phalanginette (84 *b.*). Ces rameaux sont de volumes inégaux. Les extenseurs des deuxième et troisième phalanges (79 et 80) donnent chacun un petit rameau accessoire respectivement aux portions externes des extenseurs profonds des deuxième et troisième doigts (88″ et 89″) ; l'extenseur commun des doigts contribue à leur formation.

(*Bombinator* et *Discoglossus.*) Le muscle bien que plus étalé ne fournit aucune branche aux extenseurs du deuxième doigt ; les rameaux qu'il fournit aux autres doigts sont les mêmes que pour le *Bufo*, mais sont plus larges.

(*Rana.*) Le muscle a la forme d'un simple ruban étroit qui vient renforcer l'extenseur de la quatrième phalange (84, *a*).

*Fonction.* Contribue à l'extension d'un certain nombre de segments des doigts.

*Comparaison.* Correspond au muscle du même nom des urodèles, mais chez les anoures il s'est uni aux différents extenseurs des doigts, car il ne pouvait rejoindre les métatarsiens à cause de la division en deux et des insertions métatarsiennes des extenseurs profonds des différents doigts. Son rôle est d'ailleurs très faible, car ne pouvant avoir une insertion supérieure fémorale à cause de la grande longueur du tarse chez les anoures, il s'est fixé à la base du fibula. C'est cette faible importance, au point de vue physiologique, qui explique la variabilité anatomique du muscle chez les anoures.

Hoffmann décrit chez le *Bufo* deux muscles : le premier naîtrait du tarsale fibulaire (*calcanéum* A.P.) à côté du *Tarsali fibulari-phalanx prima digiti* I, II, III. (Extenseurs superficiels des trois premières phalanges 78, 79 et 80-A.P.) et irait s'insérer inférieurement à la face supérieure de la quatrième phalange. Le second serait une partie détachée du Cruro tarsale tibiale inferior (Partie inférieure du rotateur inverse du pied, 92, A.P.) et viendrait rejoindre le premier.


## 77. Extenseur superficiel de l'ergot (Pl. xviii, fig. 21 et 22).

C'est un lambeau détaché du muscle suivant dont l'extrémité tendineuse va s'insérer à la phalangette de l'ergot.

*Comparaison.* Ce muscle n'a pas d'homologue chez les urodèles chez qui, d'ailleurs, manque l'ergot.


## 78. Extenseur superficiel de la première phalange (Pl. xviii, fig. 21 et 22).

*Calcaneo sus-métatarsien du pouce* (166). Dugès.
*Extensor longus digiti I* (174). Ecker.
*Tarsali fibulari phalanx prima digiti I* (108). Hoffmann.

L'insertion charnue de ce muscle se trouve avec celles de l'extenseur superficiel de la deuxième phalange (79) et de l'extenseur superficiel de la troisième phalange (80) à la face supérieure du calcaneum, au bord interne de l'extrémité postérieure de la diaphyse de cet os. Ces muscles forment un premier plan musculaire donnant des rameaux à l'ergot et aux trois premiers doigts. Celui qui est destiné au premier doigt donne lui-même naissance à deux branches. La plus importante occupe la ligne médiane du premier métatarsien et au niveau du milieu de cet os va s'unir à l'extenseur de la première phalange (81) sous-jacent. La deuxième branche, située du côté interne, va s'unir à l'extenseur profond interne du premier doigt (87′). Chez la *Rana,* cette deuxième branche se fixe directement au premier métatarsien.

Chez le *Discoglossus* et le *Bombinator* même description, seulement l'insertion supérieure des trois fléchisseurs superficiels occupe une plus grande longueur au bord interne du calcanéum. De plus, chez le *Discoglossus,* un petit faisceau musculaire va aboutir eu tarsalien de l'ergot.

*Fonction.* Contribue à l'extension du premier doigt, mais il est en même temps adducteur.

*Comparaison.* Il correspond à l'extenseur superficiel du premier doigt des urodèles.

## 79. Extenseur superficiel de la deuxième phalange (Pl. xviii, fig. 21 et 22).

*Calcaneo sus-phalangien du deuxième doigt* (182). Duges.
*Extensor digiti II longus* (177). Ecker.
*Tarsali fibulari phalanx prima digiti II* (108). Hoffmann.

Ce muscle qui suit le bord externe du précédent a son insertion au bord interne du calcaneum, mais à un niveau un peu inférieur. Il occupe la ligne médiane du deuxième doigt et, au niveau du milieu de cet os, il s'unit à l'extenseur de la deuxième phalange (82) sous-jacent. De son bord externe se détache un petit faisceau accessoire qui s'unit à l'extenseur profond externe du deuxième doigt (88″).

*Fonction*. Sert principalement à l'extension de la deuxième phalange.

*Comparaison*. Correspond à l'extenseur superficiel du deuxième doigt des urodèles.


## 80. Extenseur superficiel de la troisième phalange (Pl. xviii, fig. 21 et 22).

*Sus-astragalo phalanginien du medius* (199). Dugès.
*Extensor digiti III longus* (179). Ecker.
*Tarsali fibulari phalanx prima digiti III* (108). Hoffmann.


C'est un muscle semblable au précédent, mais dont l'insertion est à un niveau un peu inférieur ; description semblable, mais relative au troisième doigt.

*Fonction*. Extenseur de la phalange du troisième doigt.

*Comparaison*. Correspond à l'extenseur superficiel du troisième doigt des urodèles, mais comme chez les anoures le fibulaire et l'intermédiaire sont soudés, on ne voit pas chez eux les deux ventres que l'on constate chez les urodèles.


## 81. Extenseur de la première phalange (Pl. xviii, fig. 21 et 23).

Ce muscle est en grande partie caché par l'extenseur superficiel de la première phalange (78) ; son insertion supérieure se trouve du côté externe de l'extrémité postérieure de la diaphyse de l'astragale. Il naît là avec les extenseurs de la deuxième et de la troisième phalanges (82, 83) et leur ensemble forme un plan musculaire en partie recouvert par les extenseurs superficiels des mêmes phalanges.

C'est un muscle peu développé ; il se dirige obliquement du côté interne, suit la ligne médiane du premier métatarsien et se transforme en un tendon qui se fixe à la tête de la première phalange à la face supérieure de cet os.

*Fonction*. Extension de la phalange du premier doigt.

*Comparaison*. Correspond à l'extenseur du premier doigt des urodèles qui nait du central.

Duges et Hoffmann ne le citent pas ; c'est probablement la deuxième tête de l'extenseur superficiel de la première phalange que décrit Ecker.


## 82. Extenseur de la deuxième phalange (Pl. xviii, fig. 21, 22 et 23).

*Astragalo sus-phalangien du deuxième doigt* (183). Duges.
*Extensor digiti II brevis* (178). Ecker.
*Tarsali tibiali phalanx prima digiti II* (111). Hoffmann.


Muscle semblable au précédent au bord externe duquel il naît même description, mais relative au deuxième doigt.

*Comparaison*. Correspond à l'exténseur du deuxième doigt des urodèles où il naît du central.


## 83. Extenseur de la troisième phalange (Pl. xviii, fig. 21, 22, 23).

*Astragalo sus-phalangien du medius* (181). Duges.
*Extensor digiti III brevis* (180). Ecker.
*Tarsali tibiali phalanx prima digiti III* (111). Hoffmann.


Muscle semblable au précédent et se comportant de même, mais relatif au troisième doigt.

*Comparaison*. Je n'ai pas trouvé chez les urodèles un triple plan musculaire comme pour les anoures au troisième doigt.


## 84 *a*. Extenseur de la quatrième phalange (Pl. xviii, Fig. 21, 22 et 23).

*Calcanéo sus-phalangien du quatrième doigt* (179). Duges.
(Un des) *Extensores digiti IV breves* (182). Ecker.
*Tarsali fibulari phalanx prima digiti IV brevis* (112). Hoffmann

(*Bufo, Rana.*) Muscle assez large et plat qui naît de l'extrémité postérieure diaphysaire du calcanéum, au-dessous de l'insertion des extenseurs superficiels des trois premières phalanges (78, 79, 80) ; il suit la ligne médiane du quatrième métatarsien et vers l'extrémité postérieure de cet os se transforme en un tendon plat qui se fixe à la tête de la quatrième phalange à la face supérieure de cet os.

(*Bombinator.*) Il est soudé latéralement à l'extenseur de la quatrième phalanginette (84 *b*).

(*Discoglossus.*) Il est nettement séparé de l'extenseur de la quatrième phalanginette et naît en-dessous de l'extenseur de la troisième phalange (83).

*Fonction.* Extenseur de la phalange du quatrième doigt.

*Comparaison.* Réuni au suivant, il correspond à l'extenseur du cinquième doigt des urodèles qui naît du fibulaire.

## 84 *b*. Extenseur de la quatrième phalanginette (Pl. xviii, fig. 21, 22 et 23).

*Sus-Calcanéo phalanginien du quatrième doigt* (198). Duges.
(Un des) *Extensores digiti IV breves* (182). Ecker.
*Tarsali fibulari phalanx tertia digiti IV* (113). Hoffmann.

Ce muscle, situé au bord externe du précédent, forme un ruban plat et mince qui naît au bord externe du précédent (*Rana, Bufo, Bombinator*) de l'épiphyse du calcaneum. Il longe du côté externe l'extenseur de la quatrième phalange et, arrivé à l'extrémité postérieure du quatrième métatarsien, se transforme en un tendon qui suit le bord externe du doigt et va se fixer à la tête de la quatrième phalanginette, à la face supérieure de cet os.

(*Discoglossus.*) Très développé et écarté du muscle précédent.

*Fonction.* Extenseur de la phalanginette du quatrième doigt.

*Comparaison.* Voir le muscle précédent.
Hoffmann prétend qu'il n'existe pas chez le *Bufo*.

**85.** Extenseur de la cinquième phalange (Pl. xviii, fig. 21 et 22).

*Calcaneo sus-phalangien du digitule* (180). Dugès.
*Extensor digiti V brevis* (184). Ecker.
*Tarsali fibulari phalanx prima digiti V* (114). Hoffmann.

(*Rana, Bufo.*) C'est un muscle en forme de ruban mince et étroit qui naît à la face supérieure du calcanéum et sur la ligne médiane, un peu au-dessus du point d'insertion de l'extenseur superficiel de la première phalange (78). Il suit la ligne médiane du cinquième métatarsien et, vers le dernier tiers de cet os, se transforme en un tendon qui se fixe à la face supérieure de la tête de la cinquième phalange. Dans sa partie antérieure, il est plus ou moins confondu avec le déducteur du cinquième métatarsien (100).

*Bombinator.* Il est réduit à quelques fibres.

*Discoglossus.* Il n'existe pas.

*Fonction.* Extenseur de la phalange du cinquième doigt.

*Comparaison.* Correspond à l'extenseur du cinquième doigt des urodèles qui naît du fibulaire.

**86.** Adducteur antérieur du premier métatarsien (Pl. xviii, fig. 21 et 23).

*Ex tarso métatarsien du pouce* (168). Dugès.
*Astragalo ex métatarsien du pouce* (167). Dugès.
*Abductor brevis digiti I* (176). Ecker.
*Accessorio metatarsum primum* (107). Hoffmann.

Petit muscle situé à la face dorsale du pied sous l'extenseur superficiel de la première phalange (78), entre l'ergot et le premier métatarsien. Il a une double origine : le tarsalien d'une part et le métatarsien de l'ergot d'autre part. Ses fibres se réunissent en un muscle unique qui se fixe au bord interne du premier métatarsien au premier tiers de la diaphyse de cet os.

*Fonction*. Sert d'intermétatarsien entre l'ergot et le premier doigt.

*Comparaison*. Il n'y a pas de muscle homologue chez les urodèles. ECKER et HOFFMANN ne citent pas son origine tarsalienne.


## 87. Extenseur profond du premier doigt (Pl. XVIII, fig. 21, 22 et 23).

Deux *Metatarso sus-phalangettiens du pouce* (218, 219). DUGES.
*Extensor brevis digiti I* (175). ECKER.
*Der zweite M. interosseus* (187). ECKER.
*Tarsali primo metatarsum primum* (105). HOFFMANN.
*Metatarso 1 phalanx I digiti I* (116). HOFFMANN.


Ce muscle est formé de deux parties : une interne et l'autre externe bien distinctes et considérées en général comme deux muscles. Je les ai réunies comme celles des muscles correspondants des autres doigts, parce qu'elles sont représentées par un seul muscle chez les urodèles.

*Branche interne* (87′). Elle forme un petit muscle situé à la face supérieure du premier métatarsien sur le bord interne de cet os. Elle a une double origine : la plus grande partie de ses fibres naît de la diaphyse du premier métatarsien, l'autre du tarsalien de l'ergot à côté de l'insertion du muscle précédent. Ses fibres se réunissent en un seul faisceau qui, au niveau de l'articulation métatarso-phalangienne, se transforme en un tendon mince et plat qui suit le bord interne du premier doigt et va rejoindre à la face supérieure de la tête de la phalangette le tendon de la branche externe. Une branche latérale se détache du tendon et va rejoindre à la tête de la phalange le tendon des muscles extenseurs de cet os.

ECKER et HOFFMANN font aller ce muscle de l'os naviculaire (tarsalien de l'Ergot) jusqu'au premier métatarsien.

*Branche externe* (87″).

Muscle semblable au précédent, mais situé au bord externe du premier doigt ; avec cette différence qu'il n'a d'insertion supérieure que sur le premier métatarsien.

Hoffmann lui donne comme insertion inférieure la première phalange.

*Fonction.* Extenseur de tout le doigt mais particulièrement de la phalangette.

*Comparaison.* Chez les urodèles on ne trouve pas d'extenseur profond naissant du premier tarsalien ; or, c'est aux muscles de cette nature que correspondent les extenseurs profonds des doigts des anoures. Ce muscle n'aurait donc point d'homologue chez les urodèles.

88. Extenseur profond du deuxième doigt (Pl. xviii, fig. 21, 22 et 23).

*Astragalo sus-phalangettien du second doigt* (217). Dugès.
*Metatarso sus-phalangettien du second doigt* (216). Dugès.
*Der dritte und der vierte M. interossei* (188, 189). Ecker.
*Metatarso I phalanx I digiti II* (117). Hoffmann.
*Metatarso II phalanx I digiti II* (118). Hoffmann.

Comme précédemment, je considère ces deux muscles comme deux branches d'un seul muscle.

*Branche interne* (88'). Muscle fusiforme situé au bord interne du deuxième doigt. Il naît de l'angle externe de la tête du premier métatarsien, contracte certaines adhérences avec la face interne de la base du deuxième métatarsien et se transforme en un tendon qui se comporte comme celui du muscle correspondant du premier doigt.

Hoffmann fait terminer le tendon de ce muscle à la phalange basilaire du deuxième doigt (deuxième phalange A.P.), tandis qu'il se continue jusqu'à la phalangette.

*Branche externe* (88''). Muscle semblable à la branche interne, la seule différence c'est qu'il naît de la face supérieure de la diaphyse du deuxième métatarsien de la moitié interne de cet os ; son tendon se comporte comme celui de la branche interne.

Hoffmann lui donne comme insertion inférieure la phalange basilaire du deuxième doigt (deuxième phalange A.P.).

*Fonction.* Fléchisseur du deuxième doigt; la branche interne joue le rôle d'adducteur.

*Comparaison.* Correspond à l'extenseur profond du deuxième doigt des urodèles qui naît du deuxième tarsalien.


## 89. Extenseur profond du troisième doigt (Pl. XVIII, fig. 21, 22 et 23)

Deux *Metatarso sus-phalangettiens du medius* (214, 215). DUGÈS.
*Der fünfte und der sechste M. interossei* (190, 191). ECKER.
*Metatarso II phalanx II digiti III* (119). HOFFMANN.
*Metatarso III phalanx II digiti III* (120). HOFFMANN.

Comme les précédents, ce muscle est composé de deux parties.

*Branche interne* (89'). Description semblable à celle de la branche interne de l'extenseur profond du deuxième doigt, mais relative au troisième doigt pour le *Bufo*, la *Rana* et le *Discoglossus*. Chez le *Bombinator*, outre son insertion, à l'angle externe de la tête du deuxième métatarsien, il y en a une deuxième, mais peu importante sur la diaphyse du troisième métatarsien.

ECKER et HOFFMANN le font arrêter à la deuxième phalange du troisième doigt (troisième phalangine A.P.).

*Branche externe* (89''). Même description que pour la branche externe de l'extenseur profond du deuxième doigt, mais relative au troisième doigt.

ECKER et HOFFMANN le font arrêter à la deuxième phalange du troisième doigt (troisième phalangine A.P.). Le tendon de la branche interne et celui de la branche externe vont chacun à la troisième phalangette et au niveau de chaque articulation donnent une branche latérale à la tête du segment du doigt correspondant.

*Fonction.* Extenseur du troisième doigt; par sa branche interne, il est adducteur.

*Comparaison.* Correspond à l'extenseur profond du troisième doigt des urodèles, mais ce dernier sort du troisième métatarsien.

## 90. Extenseur profond du quatrième doigt (Pl. xviii, fig. 21, 22 et 23).

(Un des trois) *Metatarso metatarsiens* (177). Duges.
Deux *Metatarso sus-phalangettiens du quatrième doigt* (212, 213). Duges.
*Der siebente und der achte M. interossei* (191, 192). Ecker.
*Tarsali III et metatarso III phalanx III digiti IV* (121). Hoffmann.
*Metatarso IV phalanx III digiti IV* (122). Hoffmann.

Comme les précédents, ce muscle se compose de deux parties

*Branche interne* (90′) (*Bufo, Rana, Discoglossus*). Ce muscle fusiforme naît par un long tendon de l'épiphyse de l'astragale, près de sa réunion à celle du calcanéum, il suit le bord interne du quatrième métatarsien, contracte une légère adhérence avec la face interne de la base de cet os et se transforme en un tendon qui suit le bord interne du quatrième doigt et va se fixer à la phalangette. Comme les précédents, au niveau de chaque articulation il donne une branche latérale qui se fixe à la tête du segment du doigt correspondant.

(*Bombinator.*) Même description avec cette différence qu'une partie des fibres sort du bord diaphysaire interne du quatrième métatarsien.

Ecker lui donne une insertion charnue à la base du quatrième métatarsien ; or, c'est une simple adhérence de l'extrémité du muscle avec l'os ; de plus, il lui donne, comme insertion inférieure, la deuxième phalange du quatrième doigt (quatrième phalanginette A.P.).

Hoffmann le fait naître du troisième tarsalien et du quatrième métatarsien ; en outre, il le fait arrêter inférieurement à la troisième phalange du quatrième doigt (quatrième phalangine A.P.).

*Branche externe* (90″). Tout à fait semblable à la branche externe du troisième doigt, le tendon inférieur se comporte comme celui de la branche interne. Il y a une exception pour la *Rana* où le muscle a une tête accessoire qui sort, du bord interne du cinquième métatarsien, au sommet de la diaphyse au-dessous de la naissance du quatrième intermétatarsien accessoire (71).

Ecker lui donne, comme insertion inférieure, la deuxième phalange du quatrième doigt (quatrième phalanginette A.P.).

Hoffmann l'arrête à la troisième phalange du quatrième doigt (quatrième phalangine A.P.).

*Fonction.* Extenseur du quatrième doigt ; la branche interne joue le rôle d'adducteur.

*Comparaison.* Correspond à l'extenseur profond du quatrième doigt des urodèles, mais je n'ai pu trouver la raison pour laquelle la branche interne se fixe à l'astragale ; le quatrième tarsalien faisant partie du calcanéum, la raison en est sans doute dans l'écartement des deux branches nécessité par le passage de l'extenseur de la quatrième phalange et celui de la quatrième phalanginette (84).


## 91. Extenseur profond du cinquième doigt (Pl. xviii, fig. 21, 22, 23).

Deux *Metatarso sus-phalangettiens du digitule* (210, 211). Dugès.
*Der neunte M. interosseus* (192). Ecker.
*Abductor digiti V brevis* (185). Ecker.
*Metatarso V phalanx II digiti V* (123). Hoffmann.
*Metatarso quinto phalanx II digiti V* (115). Hoffmann.


Comme les précécents, ce muscle se compose de deux parties, une branche interne (91′) et une branche externe (91″) qui naissent vis-à-vis l'une de l'autre sur la face supérieure de la diaphyse du cinquième métatarsien. Les tendons qui en proviennent suivent l'un le bord droit, l'autre le bord gauche du cinquième doigt en donnant des branches latérales aux têtes des différents segments comme les muscles semblables des autres doigts.

Ecker et Hoffmann donnent comme insertion inférieure à la branche interne la deuxième phalange du cinquième doigt (cinquième phalangine A. P.). Il en est de même pour le tendon de la branche externe.


## 92. Rotateur inverse du pied (Pl. xviii, fig. 17, 21, 22 et 23).

*Peroneo sus-Astragalien* (161). Dugès.
*Ex tibio astragalien* (155). Dugès.
*Flexor tarsi posterior* (173). Ecker.

*Flexor tarsi anterior* (131). ECKER.
*Cruro tarsale tibiale inferior* (105). HOFFMANN.
*Cruro tarsale tibiale anterior* (102). HOFFMANN.


Ce muscle est constitué par une masse unique chez les urodèles mais à cause de la grande longueur des os du tarse il forme ici deux muscles distincts.

La *partie* postérieure (92′) constitue un muscle triangulaire, volumineux situé à la face supérieure du pied. Il sort avec l'extenseur commun des doigts (76) de la face externe de l'extrémité postérieure de l'os de la jambe immédiatement au-dessus de l'épiphyse basilaire. Il contourne l'angle postero-externe de l'os, suit le bord externe de la poulie articulaire tibiale et vient s'étaler en éventail pour se fixer à la face supérieure de l'astragale sur la moitié inférieure de sa diaphyse.

Ce muscle est identique chez la *Rana* et le *Bufo*. La deuxième tête décrite chez le *Bufo* par HOFFMANN, qui irait s'unir avec les deuxième et troisième tendons du *Tarsali-fibulari-phalanx prima digiti I, II. III* (Extenseurs superficiels des deuxième et troisième phalanges (79 et 80) A. P.) et avec le tendon du *Tarsali-fibulari phalanx prima digiti IV brevis* (Extenseur de la quatrième phalange (84) A. P.) est évidemment la partie interne de l'extenseur commun des doigts (76) qui manque chez la *Rana*.

La *partie antérieure* (92″) est beaucoup moins développée, elle est située à la face supérieure de la jambe. Son origine cachée par les extenseurs tarsiens (93 et 94) se trouve au milieu de la diaphyse du côté fibulaire, au-dessous de l'insertion de l'extenseur primitif du tibia (95). Ses fibres se dirigent en convergeant vers le bord interne du pied et se fixent à la face antérieure de l'astragale sur le bord antérieur de la tête de cet os, du côté interne par rapport à l'insertion du long rotateur direct du pied (74).


*Fonction.* Ce muscle a pour but de faire tourner le pied autour de l'axe de la jambe dans le sens inverse.


*Comparaison.* Correspond plus ou moins au muscle de même nom des urodèles dont l'insertion inférieure se trouve au fibulaire et au premier métatarsien.

### 93. Extenseur tarsien interne (Pl. xviii, fig. 21 et 22.
### 94. Extenseur tarsien externe (Pl. xviii, fig. 21 et 22).

*Pré-femoro astragalien* (156). Duges.
*Pré-femoro calcanien* (157). Duges.
*Tibialis anticus* (130) Ecker.
*Femoro tarsale tibiale et fibulare* (103). Hoffmann.

Ces deux muscles ont un tendon d'origine commun en partie caché par l'aponévrose d'insertion de l'extenseur superficiel du tibia (102-104) ; il sort de la face supérieure basilaire du fémur à son angle interne.

Ce tendon se continue jusqu'au milieu de l'os de la jambe et de ses deux faces se détachent à droite et à gauche de nombreuses fibres musculaires qui constituent les unes l'extenseur tarsien interne, les autres l'extenseur tarsien externe.

L'extenseur tarsien interne (93) fait converger ses fibres vers le bord interne du pied et arrivé à l'extrémité postérieure de l'os de la jambe il se continue par un tendon qui s'insère à l'angle interne de la tête de l'astragale à la face antérieure de cet os. L'extenseur tarsien externe (94) se comporte de même mais se dirige vers le bord externe du pied et son tendon s'attache à l'angle externe de la tête du calcaneum.

*Fonction.* Servent d'extenseurs au pied.

*Comparaison.* Correspondent aux muscles de même nom des urodèles, mais ont une autre fonction à cause du grand développement de l'extenseur superficiel du tibia chez les anoures. Chez ces derniers, les extenseurs tarsiens servent au moment du saut à redresser le fémur par rapport au tibia et pendant la natation à mettre le pied à angle droit avec la jambe après le coup de patte lancé en arrière pour obtenir la progression de l'animal.

### 95. Extenseur primitif du tibia (Pl. xviii, fig. 21 et 22).

*Pre-femoro tibial* (154). Duges.
*Extensor cruris brevis* (129). Ecker.
*Femoro cruralis lateralis* (101). Hoffmann.

Ce muscle est situé à la face supérieure de la jambe a   ord interne du muscle précédent qui le recouvre en partie. Son tendon d'origine assez long sort de la face antérieure de la partie basilaire du fémur au-dessous de l'insertion du muscle précédent, il est recouvert par l'aponévrose d'insertion de l'extenseur superficiel du tibia (102-104). Le muscle grossit rapidement et se fixe à la face supérieure de l'os de la jambe où son insertion de forme losangique recouvre la partie moyenne de la diaphyse de cet os. Un des côtés du losange suit le bord tibial, et le côté parallèle suit le bord fibulaire de l'os de la jambe.

*Fonction*. Sert à mettre le fémur dans le prolongement de l'os de la jambe, son insertion mobile semblant être plutôt le fémur.

*Comparaison*. Correspond au muscle de même nom des urodèles.


## 96. Extenseur primitif du fibula (Pl. xviii, fig. 21 et 22).

*Genio peroneo calcanien* (158). Duges.
*Peroneus* (132). Ecker.
*Femoro cruralis et tarsale fibulare* (104). Hoffmann.


Ce muscle situé à la face supérieure de l'os de la jambe est en partie recouvert du côté interne par l'extenseur tarsien externe. (94). Son tendon d'origine assez long naît de la face supérieure basilaire du fémur sur la ligne médiane ; le muscle fusiforme qui en provient se termine par un double tendon : l'un se fixe à la face externe de l'extrémité inférieure de l'os de la jambe, l'autre à l'angle externe de la tête du calcaneum. Chez le *Bombinator* et le *Discoglossus* l'insertion sur l'os de la jambe est très faible.

*Fonction*. Comme les extenseurs tarsiens, il redresse le fémur dans le saut, et tend à ramener le pied à angle droit avec l'os de la jambe pendant la natation.

*Comparaison*. Il correspond sans doute au muscle de même nom des urodèles, mais ici sa principale insertion postérieure est au tarse et non au fibula. Remarquons que pour ce muscle l'insertion mobile est le fémur, et que c'est l'insertion mobile qui est toujours la plus constante comme position.

Ce muscle est identique chez la *Rana* et le *Bufo*, quoi qu'en dise HOFFMANN.


## 100. Déducteur du cinquième métatarsien (Pl. xviii, fig. 21 et 22).

*Calcanéo sus-métatarsien du digitule* (165). DUGES.
*Extensor digiti V longus* (183). ECKER.
*Tarsali fibulari metatarsum V* (110). HOFFMANN.


Muscle volumineux dont la large insertion triangulaire recouvre sur la face supérieure la plus grande partie de la diaphyse du calcanéum. Ses fibres convergent vers le bord externe du pied et se fixent à l'extrémité antérieure de la diaphyse du cinquième métatarsien à côté de l'origine de l'extenseur profond du cinquième doigt (91).

*Fonction*. Déduction du cinquième doigt.

*Comparaison*. Correspond au muscle de même nom des urodèles.


## 102-104. Extenseur superficiel du tibia.

*Pelvi femoro rotulien* (145, 146, 147). DUGES.
*Triceps femoris s. extensor cruris communis* (111, 112, 113). ECKER.
*Ileo cruralis triceps* (85). HOFFMANN.


Ce muscle est constitué par trois têtes, que je vais successivement décrire.


## 102. Tête externe inférieure (Pl. xix, fig. 24 et 25).

*Tête sus-ilio rotulienne* (147). DUGES.
*Vastus externus* (112). ECKER.
*Caput externum* (85). HOFFMANN.


Son origine tendineuse se trouve sur l'épine iliaque, les fibres, qui en proviennent forment un muscle volumineux situé à la face externe de la cuisse immédiatement sous la peau. Ce muscle, très épais en son milieu, diminue rapidement de volume et se termine à l'extrémité postérieure de la diaphyse fémorale par un tendon commun aux deux autres têtes. Son bord interne se soude aux autres têtes dans la moitié inférieure du muscle.

### 103. Tête externe supérieure (Pl. xix, fig. 25. Pl. xx, fig. 30, 31, 32, 34).

*Tête sous-ilio rotulienne* (145). DUGÈS.
*Rectus femoris anticus* (111). ECKER.
*Caput longum* (85). HOFFMANN.

Cette tête est très peu développée , elle sort de la face inférieure de la branche sacrée de l'ilion à la hauteur de son dernier quart. Elle se renfle assez rapidement et se continue par une large aponévrose qui vient recouvrir les déux autres têtes. Pourtant il y a soudure de son bord externe avec le bord interne de la tête précédente à son extrémité postérieure.

### 104. Tête interne (Pl. xx, fig. 30, 31, 32 et 34).

*Tête femoro rotulienne* (146). DUGÈS.
*Vastus internus* (113). ECKER.
*Caput internum* (85). HOFFMANN.

Elle forme un muscle volumineux superficiel, situé à la face interne de la cuisse ; son origine est profonde c'est un large tendon, qui sort des bords de la cavité cotyloïde au point de réunion de l'ilion et du pubis, mais son origine est surtout iliaque. Ce tendon se soude assez intimement avec la capsule articulaire. Le muscle se renfle rapidement puis diminue de volume et arrivé à l'extrémité postérieure de la diaphyse du fémur se continue par un large tendon commun aux autres têtes. Ce tendon commun passe par dessus la base du fémur et la tête de l'os de la jambe et vient s'insérer largement sur la tubérosité tibiale de l'os de la jambe ; il se fixe également un peu à la tubérosité fibulaire de l'autre côté de la gouttière où sont logés les tendons d'origine des extenseurs tarsiens (93 et 94) et de l'extenseur primitif du fibula (96) et du tibia (95).

*Fonction.* Sert à l'extension de la jambe.

*Comparaison.* Les deux têtes externes (102 et 103) correspondent aux têtes de même nom des urodèles, mais ici elles sont plus écartées, par suite de la modification profonde de l'ilion.

## 106. Adducteur antérieure du tibia (Pl. xx, fig. 30, 31 et 34).

*Sous-ilio tibial* (150). DUGES.
*Sartorius* (116). ECKER.
*Ileo cruralis* (88). HOFFMANN.

C'est un muscle superficiel situé au milieu de la face interne de la cuisse, qui se comporte très différemment suivant les anoures.

*Bombinator.* A la face interne de la cuisse on trouve une lame aponévrotique qui part du bord antérieur du pubis et qui suit l'insertion postérieure des muscles abdominaux ; c'est de la partie de cette aponévrose voisine du pubis, que se détache l'adducteur antérieur du tibia, qui reste tendineux à peu près jusqu'au milieu de la cuisse. Il a la forme d'un ruban plat qui, arrivé au genou, se transforme en un tendon triangulaire dont les deux bords libres épaissis forment une double pointe. La branche transversale va se fixer à l'angle supéro-interne de la tête de l'os de la jambe ; l'autre branche descend le long de la face interne de la diaphyse tibiale sur le quart de la longueur de l'os de la jambe. Le bord inférieur du muscle est soudé à la tête supérieure non individualisée de l'adducteur moyen du tibia (107).

*Discoglossus.* (Pl. xx. fig. 34). Même description avec quelques différences. La partie tendineuse est moins développée, le muscle est plus large et s'unit latéralement non seulement à la tête supérieure, ici beaucoup mieux individualisée, mais encore au tendon de l'adducteur moyen du tibia (107).

*Bufo.* Le muscle qui est assez étroit, naît par un court tendon du bord inférieur du pubis, près de la branche articulaire de l'ilion. Il ne contracte latéralement aucune adhérence avec l'adducteur moyen du tibia (107).

*Rana.* Ce muscle est séparé de l'adducteur moyen du tibia par l'adducteur postérieur (108) et il a une insertion propre au tibia, tandis que chez les trois autres anoures son tendon postérieur se confond avec celui de l'adducteur moyen du tibia.

*Fonction :* Adducteur de la jambe, il peut servir de fléchisseur en combinant son action avec celle du déducteur du fibula (113).

*Comparaison.* Correspond à la partie supérieure de l'adducteur du tibia des urodèles.

HOFFMANN le fait naître de la symphyse des os iliaques ; pour le reste sa description est celle du *Bufo*.

## 107. Adducteur moyen du tibia (Pl. XIX, fig. 24. Pl. XX, fig. 30, 31, 32 et 34).

*Bi-ischio tibial* (153). DUGES.
*Semitendinosus* (123). ECKER.
*Bi-ischio cruralis (Semitendinosus)* (94). HOFFMANN.

Ce muscle est formé de deux têtes, la tête supérieure et la tête inférieure. Ce muscle étant le mieux individualisé chez le *Bufo* et la *Rana*, c'est par ces anoures que je vais commencer ma description. Ce muscle est situé à la face interne de la cuisse en partie caché par l'adducteur postérieur du tibia (108) chez le *Bufo*, complètement recouvert par ce muscle chez la *Rana*. La tête inférieure sort par un court tendon du bord de l'ischion au milieu à peu près de son bord circulaire, en dessous de l'origine de l'adducteur postérieur du tibia (108). Ses fibres se transforment en convergeant au milieu de la cuisse en un tendon rond où viennent se fixer latéralement les fibres de la tête supérieure. Celle-ci forme un muscle fusiforme dont le tendon d'origine vient de l'ischion, mais plus près du pubis. Ce tendon qui est assez long est enfoui au milieu des fibres superficielles du long fléchisseur du fémur (110).

Le tendon commun de l'adducteur moyen du tibia arrivé au genou s'étale en une lame triangulaire, dont les deux bords libres épaissis forment deux tendons plats. Le tendon horizontal va se fixer à l'angle supéro-interne de la tête tibiale de la jambe au même point que le tendon correspondant de l'adducteur antérieur du tibia (106). L'autre tendon descend le long de la face interne de la diaphyse tibial sur le premier quart de la longueur de cet os. Chez le *Bufo*, cette dernière branche se soude au tendon de l'adducteur antérieur du tibia (106).

*Discoglossus* (Pl. xx, fig. 34). La tête supérieure est absolument superficielle et n'est que le bord inférieur plus ou moins individualisé de l'adducteur antérieur du tibia. La tête inférieure est également superficielle et n'est pas recouverte par l'adducteur postérieur du tibia (108). L'insertion inférieure se confond avec celle de l'adducteur antérieur du tibia (106).

*Bombinator*. Même description que pour le Discoglossus mais la tête supérieure est absolument confondue avec le bord inférieur de l'adducteur antérieur du tibia (106). Ainsi en suivant ce muscle chez les anoures dans l'ordre suivant : *Bombinator, Discoglossus, Bufo, Rana*, on voit un double phénomène : 1° l'individualisation progressive de la tête supérieure aux dépens de l'adducteur antérieur ; 2° la pénétration du muscle dans la profondeur de la cuisse, sa tête supérieure s'enfonçant dans le long fléchisseur du femur (110) et sa tête inférieure passant peu à peu sous l'origine de l'adducteur postérieur du tibia, qui finit par recouvrir tout le muscle chez la *Rana*.

*Fonction*. Sert d'adducteür pour le membre postérieur et de fléchisseur pour le tibia.

*Comparaison*. C'est une partie individualisée de l'adducteur du tibia des urodèles (106-107).

**108. Adducteur postérieur du tibia** (Pl. xix, fig. 24 et 25. Pl. xx, fig. 30, 31 et 34).

*Post ischio tibial profond* (152). Duges.
*Rectus internus major* (117). Ecker.
*Pubo cruralis* (89). Hoffmann.

C'est un muscle assez volumineux situé à la face postérieure de la cuisse et presque complètement caché par le muscle suivant. Son insertion charnue se trouve au bord postérieur et à peu près au milieu de la longueur de l'ischion. Ses fibres convergent peu à peu vers un tendon rond, qui suit la face profonde du muscle et qui au niveau du genou devient plus large et se termine à l'angle supéro-interne de la tête du tibia au point où se terminent les branches horizontales des tendons des autres adducteurs du tibia (106-108).

Chez la *Rana*, il y a une légère différence, le muscle est beaucoup plus développé et une branche du tendon passe entre le tendon de l'adducteur moyen du tibia (107) et l'adducteur antérieur (106) séparant ainsi complètement ces deux muscles l'un de l'autre.

*Fonction*. Adducteur du membre postérieur.

*Comparaison*. Correspond à une partie individualisée de l'adducteur du tibia (106-108) des urodèles. Ce dernier muscle tend en effet chez les anoures à prendre des insertions sciatiques. L'étude des sauriens confirme cette manière de voir.

## 109. Cutaneo adducteur du tibia (Pl. xix, fig. 25. Pl. xx, fig. 30, 31 et 34).

*Post ischio tibial superficiel* (151). DUGES.
*Rectus internus minor* (118). ECKER.
*Cutanéo cruralis* (90). HOFFMANN.

Ce muscle qui recouvre presque le précédent provient en partie d'une lame tendineuse fixée au bord inférieur de l'ischion et aux muscles de l'anus, et en partie de la peau de cette région de la cuisse. Ses fibres finissent par former un ruban d'une certaine épaisseur, qui, arrivé au pli du genou, se continue par un tendon qui s'unit à celui de l'adducteur postérieur du tibia (108) sous-jacent.

*Fonction*. Sert surtout comme muscle peaussier, et un peu comme adducteur.

*Comparaison*. Il n'y a pas de muscle homologue chez les urodèles

### 110. Long fléchisseur du fémur (Pl. xix, fig. 24. Pl. xx, fig. 30, 31, 32, 34).

*Sous-ischio pubi femoral* (142, 143). Dugès.
*Adductor magnus* (120). Ecker.
*Pubo ischio femoralis medialis (pectineus)*. (92). Hoffmann.

C'est le muscle le plus volumineux de la face inférieure de la cuisse. Il est en partie caché par les adducteurs du tibia. Son insertion, qui est charnue, se trouve au bord inférieur de l'ischion ; elle s'étend du pubis qu'elle recouvre un peu jusqu'à la moitié de la longueur du bord de l'ischion. C'est au milieu de cette insertion que part la tête supérieure de l'adducteur moyen du tibia ; quelques fibres, mais en très petit nombre, se détachent du tendon de la tête de l'adducteur, et encore ceci n'a lieu que chez la *Rana* et le *Bufo* parmi les anoures que j'ai étudiés. Les fibres musculaires s'insèrent largement à la moitié inférieure de la diaphyse fémorale ; les fibres les plus externes contournent même l'extrémité du fémur et vont se fixer à sa face externe et en partie à sa face supérieure.

*Fonction.* La partie la plus interne sert uniquement à la flexion de la jambe, tandis que la partie la plus externe produit une rotation du fémur, qui pendant la natation tend à amener parallèles les faces plantaires des deux pieds.

*Comparaison.* C'est un muscle dont la fonction a complètement modifié l'insertion inférieure. Il correspond en effet au fléchisseur du tibia chez les urodèles.

Chez les anoures, le rôle du muscle était de ramener vivement en arrière le membre postérieur, son action était beaucoup plus énergique, s'il était fixé à l'extrémité postérieure du fémur plutôt qu'à l'extrémité supérieure du tibia. Il a donc pris une insertion sur le fémur, devant lequel il passe sans se fixer chez les urodèles.

Ecker et Hoffmann le font naître de la symphyse des pubis et des ischions, et indiquent une forte tête qui naîtrait chez la *Rana* du tendon de la tête supérieure de l'adducteur moyen du tibia (107). Hoffmann ajoute qu'elle manque chez le *Bufo*.

### 113. Déducteur du fibula (Pl. xix, fig. 24 et 25).

*Ilio peronien* (149). Dugès.
*Ileo fibularis s. biceps* (114). Ecker.
*Ileo femoralis et cruralis (biceps)* (86). Hoffmann.

C'est un muscle superficiel mince et étroit situé à la face externe de la cuisse entre la tête externe inférieure de l'extenseur superficiel du tibia (102) et le fléchisseur de la jambe (115). Son tendon d'origine naît du bord de l'ilion en arrière de l'épine iliaque. Arrivé au niveau du genou le muscle se transforme en un tendon qui passe entre les deux tendons d'insertion du fléchisseur commun des doigts (9.c.) et se fixe à la face externe de la tête du fibula. Une lame aponévrotique relie le tendon à la portion voisine de la base du fémur.

*Fonction*. Sert de déducteur pour le membre postérieur, et de fléchisseur pour la jambe quand son action s'ajoute à celle des adducteurs du tibia.

*Comparaison*. Correspond au muscle de même nom chez les urodèles.

ECKER et HOFFMANN décrivent une deuxième tête qui se fixerait à la face inférieure du fémur. J'avoue n'avoir jamais trouvé cette deuxième tête; il y a bien répondant à cette description un muscle, que je cite plus loin : sous le nom de déducteur du fémur (120) et qu'ECKER et HOFFMANN décrivent à part sous divers noms, peut-être ces deux auteurs ont-ils donné deux noms différents au même muscle? KLEIN et KLOETZKE ne signalent qu'un seul ventre.


115. Fléchisseur de la jambe (Pl. XVII, fig. 16. Pl. XVIII, fig. 17. Pl. XIX, fig. 24, 25. Pl. XX, fig. 32).

*Sus-ischio poplité* (148). DUGES.
*Semimembranosus* (115). ECKER.
*Ischio cruralis (Semimenbranosus)* (87). HOFFMANN.

C'est un muscle superficiel volumineux situé à la face externe de la cuisse. Son insertion charnue se trouve à la partie dorsale du bord libre de l'ischion et s'étend sur la moitié de sa longueur depuis l'ilion jusqu'à l'insertion de l'adducteur postérieur du tibia (108) dont il longe le bord externe. Il se dirige obliquement et à la face inférieure de la base du fémur il donne naissance à un tendon à deux pointes. L'une se fixe à la face inférieure de la tête de l'os de la jambe entre les deux condyles, l'autre passe entre le fémur et l'os de la jambe et se fixe au ménisque interarticulaire. Une forte lame aponévrotique fixe l'extrémité postérieure du muscle à la face interne de la base du fémur.

*Fonction.* Sert à la flexion de la jambe, mais nous venons de voir qu'il est relié soit à l'articulation du genou, soit au fémur, de façon à en faire un fléchisseur de la cuisse. Nous avons vu que pour le long fléchisseur du fémur (110) la modification avait été poussée plus loin.

*Comparaison.* Correspond au fléchisseur externe de la jambe des urodèles, qui a contracté ici des adhérences avec les os au voisinage de l'articulation du genou. Nous verrons d'ailleurs un fait analogue chez les sauriens.

### 116. Coccy-fémoral (Pl. xix, fig. 24, 25 et 26).

*Coccy femoral* (136). Duges.
*Pyriformis* (110). Ecker.
*Coccygo femoralis (pyriformis)* (84). Hoffmann.

Petit muscle en forme de ruban situé à la partie dorsale de l'animal. Il sort de l'extrémité postérieure du coccyx pénètre entre la tête externe inférieure de l'extenseur superficiel du tibia (102) et le fléchisseur de la jambe (115) et s'insère à la face externe de l'extrémité antérieure de la crète fémorale. Cette insertion est cachée par le bord du long fléchisseur du fémur (110).

*Fonction.* C'est un adducteur de la cuisse lorsque le nombre postérieur est situé en arrière du corps pendant la natation, mais il produit en même temps un mouvement de rotation dans le sens direct. Ses faibles dimensions prouvent son peu d'importance.

*Comparaison.* Correspond, par son insertion inférieure et par ses rapports avec les autres muscles, au déducteur caudal supérieur de la cuisse des urodèles. Mais ici sa fonction a changé par suite du déplacement de l'extrémité supérieure, résultant de la disparition de la queue.

### 117. Adducteur du fémur (Pl. xx, fig. 30, 31, 32 et 34.)

*Sous-ilio femoral* (141). Duges.
*Adductor longus* (119). Ecker.
*Sub ileo femoralis (Adductor longus)* (91). Hoffmann.

Ce muscle a la forme d'un ruban plat et mince situé à la face interne de la cuisse entre la tête interne de l'extenseur superficiel du tibia (104) et l'adducteur antérieur du tibia (106). Il a une origine charnue au bord inférieur de la branche articulaire de l'ilion, qui s'étend un peu sur le bord du pubis. Le muscle se dirige vers l'extrémité postérieure du fémur, mais son insertion inférieure varie un peu suivant les anoures.

Chez le *Bombinator*, il se fixe directement à la face interne de la diaphyse du fémur à l'extrémité du troisième quart de l'os.

Chez le *Bufo* et le *Discoglossus* il se jette à angle aigu dans le long fléchisseur du fémur (110), à ce même niveau. Chez la *Rana*, la réunion des deux muscles n'a lieu qu'au voisinage de la base du fémur.

*Fonction*. Adducteur du fémur.

*Comparaison*. Correspond au muscle du même nom des Urodèles, mais ici l'origine a été reportée un peu en avant et ne se trouve plus que très peu sur le pubis.

## 119. Fléchisseur du fémur (Pl. xix, fig. 24 et 26. Pl. xx, fig. 30, 31, 32 et 33).

*Sous-pubio femoral* (144). Duges.
*Ischio femoral* (138). Duges.
*Adductor brevis* (121). Ecker.
*Pectineus* (122). Ecker.
*Pubo ischio femoralis profundus anterior et posterior (Adductor magnus)* (93). Hoffmann.
*Ischio femoralis profundus (Quadratus femoris)* (97). Hoffmann.

C'est un muscle court, épais, triangulaire, situé profondément et caché par la plupart des muscles moteurs de la jambe et de la cuisse. On peut évidemment le considérer comme formé de plusieurs parties au point de vue physiologique, mais rien ne permet des divisions précises au point de vue anatomique. Son origine musculaire s'étend sur le bord inférieur de la branche articulaire de l'ilion, puis sur le pubis et sur l'ischion de façon à décrire les trois quarts d'une circonférence. Ses fibres vont se fixer en convergeant vers la crête fémorale, à la face interne de laquelle elles s'unissent soit directement, soit à l'aide d'un tendon destiné surtout aux fibres les plus éloignées venant de la partie dorsale du bassin.

*Fonction.* Sert de fléchisseur au fémur, sa très grande insertion supérieure a sans doute pour but de lui permettre la flexion du fémur quelle que soit la position du membre postérieur (marche ou natation). Si une seule de ses parties se contracte, elle peut jouer le rôle d'adducteur ou de déducteur. Les différents auteurs ont généralement décrit à part les fibres venant de la partie dorsale du bassin et jouant surtout le rôle de déducteur.

*Comparaison.* Correspond au muscle de même nom des Urodèles.

## 120. Déducteur du fémur (Pl. xix, fig. 24 et 26).

*Post ilio femoral* (137). DUGES.
*Quadratus femoris* (125). ECKER.
*Ileo femoralis posterior profundus* (96). HOFFMANN.

C'est un petit muscle plat et triangulaire situé sous le déducteur du fibula (113). Il s'insère d'ailleurs sur le tendon de ce dernier muscle et ses fibres vont se fixer, en s'étalant, à l'extrémité antérieure de la face externe de la crête fémorale. Cette insertion est en partie recouverte par celle du coccy-fémoral (116).

*Fonction.* Déducteur du fémur.

*Comparaison.* Correspond au muscle de même nom des urodèles, mais ici il ne peut évidemment pas y avoir d'insertion à la face supérieure de l'ischion.

## 121. Extenseur du fémur (Pl. xix, fig. 26. Pl. xx, fig. 30 et 33).

*Intra ilio femoral* (140). DUGES.
*Ileo psoas* (124). ECKER.
*Ileo femoralis anterior profundus* (95). HOFFMANN.

Ce muscle a la forme d'un ruban peu épais mais large, situé à la face supérieure de la cuisse. Son origine se trouve à la face inférieure de l'extrémité postérieure de la branche sacrée de l'ilion à son point de jonction avec la branche articulaire. Il passe entre la tête externe inférieure (102) et la tête interne (104) de l'extenseur superficiel du tibia, descend sur la face externe du fémur, passe le long du déducteur du fémur (120) et se termine en partie à la face externe de la crête fémorale, en partie aux portions voisines de l'os.

*Fonction.* Extenseur du fémur lorsque la cuisse est horizontale dans la position de natation.

*Comparaison.* Correspond au muscle de même nom des Urodèles, mais l'origine s'est trouvée déplacée. La face dorsale du bassin a disparu chez les anoures et l'ilion ayant poussé une longue branche en avant, c'est à la face inférieure de cet os que le muscle est venu se fixer.

## 122. Rotateur direct du fémur (Pl. xix, fig. 24, 25, 26, 27. Pl. xx, fig. 30, 31).

*Ex ilio trochantérien* (135). Dugès.
*Glutœus* (109). Ecker.
*Ileo femoralis anterior sublimis (Iliacus)* (83). Hoffmann.

(*Rana, Bufo.*) Ce muscle, dont la plus grande partie est superficielle, sort de la face supérieure et externe de la branche sacrée de l'ilion dont il recouvre la moitié postérieure, Il passe entre les deux têtes externes (102 et 103) de l'extenseur superficiel du tibia, puis entre la face externe du fémur et le déducteur du fémur (120) et se continue par un tendon qui se fixe à une petite tubérosité située à l'angle inféro-externe de la tête du fémur.

*Fonction.* Produit la rotation de la tête du fémur et par suite de l'os.

*Comparaison.* Il n'y a pas chez les sauriens de muscle homologue.

(*Bombinator* et *Discoglossus*, Pl. xx, fig. 34.) Outre le muscle précédent, on trouve à son bord externe une bande musculaire assez large, qui naît de la face externe de la branche sacrée de l'ilion,

accompagne le muscle précédent, dont il est très difficile de le séparer chez le *Bombinator*, et s'insère sur le premier quart de la diaphyse fémorale à sa face externe immédiatement au-dessus de l'insertion du déducteur du fémur (120). Les différents auteurs n'en font pas mention.

## 124. Rotateur inverse du fémur (Pl. xix, fig. 24, 25, 26, 27. Pl. xx, fig. 30).

*Ischio pubi femoral* (139). Dugès.
*Obturatorius* (126). Ecker.
*Ileo ischio pubo femoralis* (98). Hoffmann.

Ce muscle, situé le plus profondément de tous les muscles moteurs du fémur, est l'antagoniste du précédent. Son insertion a lieu sur toute la longueur du bassin (sauf la branche sacrée de l'ilion); elle s'étend sur la branche articulaire de l'ilion à partir de sa jonction avec la branche sacrée, sur le pubis, l'ischion et une petite région de la partie dorsale de la branche articulaire de l'ilion décrivant ainsi une circonférence presque complète. Cette insertion, bien que plus développée, suit le bord central de celle du fléchisseur du fémur (119). Ses fibres se dirigent en convergeant vers la face dorsale du bassin s'unissant peu à peu à un tendon qui contourne l'angle infero-externe de la tête du fémur et se fixe un peu au-dessus, tout contre la cavité cotyloïde.

*Fonction.* Ce muscle ajoute son action au précédent pour orienter la cuisse et par conséquent le membre inférieur, suivant que l'animal veut monter, descendre ou nager horizontalement

*Comparaison.* Correspond au muscle de même nom des urodèles, mais tandis que chez ces derniers l'origine du muscle a lieu simplement à l'épine pubienne, elle est beaucoup plus développée chez les anoures où le muscle a un rôle beaucoup plus important à jouer.

### REMARQUES ET CONCLUSIONS RELATIVES AUX ANOURES.

La description des muscles montre que les différents anoures présentent un type unique pour le membre postérieur. Les modifications, que j'ai signalées, sont de deux sortes : les unes portent sur la présence ou l'absence de certains muscles, les autres sur des changements survenus dans la forme ou les insertions de certains muscles, quand on passe d'un anoure à un autre.

Dans le premier groupe, on peut citer la branche externe du fléchisseur de la troisième phalange (32), les fléchisseurs profonds des deuxième, troisième et cinquième phalanges (43, 44, 46), et l'adducteur accessoire du cinquième métatarsien (47). Ces muscles existent généralement chez le *Discoglossus* et le *Bombinator* et manquent chez le *Bufo* et la *Rana*. Sauf l'adducteur accessoire du cinquième métatarsien, tous les autres existent chez les urodèles, ils sont donc simplement en voie de disparition chez les anoures. Dans le même ordre d'idées, on peut encore nommer le faisceau qui se détache du fléchisseur de la cinquième phalange (34) et qui se rend au cinquième métatarsien, chez le *Bombinator*.

Les muscles à citer dans le second groupe sont assez peu nombreux.

L'extenseur commun des doigts (76) présente un nombre de branches très variables ; la comparaison de ce muscle avec celui des urodèles nous explique ce phénomène : on est en présence d'un muscle en voie de disparition et qui ne joue plus aucun rôle.

La division de l'adducteur du tibia, l'individualisation et la pénétration dans la profondeur de l'adducteur moyen (107) nous montrent les transformations successives d'un muscle depuis le *Bombinator* jusqu'à la *Rana* où il est le plus éloigné du type urodèle.

Toutes les modifications nous montrent ce fait, c'est que le *Bombinator* est l'anoure le plus voisin des urodèles et que, par ordre d'éloignement, on a le *Discoglossus,* le *Bufo* et la *Rana.*

Je ne m'arrêterai pas à la présence d'une origine métatarsienne pour les extenseurs profonds internes du troisième et du quatrième doigt chez le *Bombinator*. C'est un fait très fréquent en myologie et qui a d'ailleurs été signalé par Sabatier. Un muscle, qui passe sur un os, contracte des adhérences avec le périoste et souvent même la portion comprise entre les deux insertions d'origine vient à disparaître : c'est une insertion acquise.

Les deux seules modifications, pour lesquelles je n'ai pas trouvé d'explications plausibles, sont d'une part la présence de fibres supplémentaires au rotateur direct du fémur (122) chez le *Bombinator* et le *Discoglossus*, et d'autre part, chez ce dernier anoure, le transport du côté interne de l'origine de l'extenseur de la quatrième phalange (84 *a*).

On voit le peu d'importance de ces modifications.

Si on compare le type anoure avec le type urodèle, on constate, à côté de nombreuses ressemblances, un grand nombre de différences qui témoignent que, contrairement à l'opinion de SABATIER, les muscles peuvent changer d'os leurs insertions. Il est vrai, et c'est surtout ce que cet auteur a voulu faire remarquer, que ces changements ont toujours leurs raisons d'être.

Les ressemblances portent surtout sur la présence de muscles primitifs, déjà moins nombreux ici que chez les urodèles et qui disparaîtront plus tard dans les vertébrés supérieurs. Ainsi le fléchisseur primitif du fibula (114) a disparu. Ici, comme chez les urodèles, l'aponévrose plantaire, qui se divise en un certain nombre de tendons allant aux phalangettes, est superficielle.

Mais à côté de ses ressemblances, il existe de nombreuses différences, si bien qu'à certains points de vue la musculature des sauriens se rapproche plus du type urodèle que celle des batraciens.

Le pied, qui est devenu une rame, a acquis de grandes dimensions manifestées par l'allongement du tarse, et par la présence de segments supplémentaires aux doigts, et d'un doigt surnuméraire. La conséquence est la présence de muscles correspondants aux nouveaux segments et le fractionnement en deux moitiés de certains muscles, tels que le rotateur direct du pied (73) ou le rotateur inverse du pied (92). L'origine de l'extenseur commun des doigts (76) a suivi la seconde moitié du rotateur inverse du pied et s'est insérée avec elle à la base du fibula.

Les fléchisseurs primitifs des métatarsiens (53, 54, 55, 56, 57) ont été profondément modifiés, les moitiés internes ont disparu sauf pour le premier doigt, et les moitiés externes ont eu leurs insertions d'origine reportées du côté fibulaire du pied.

A la face supérieure du pied, les phalanges et la phalanginette ont des extenseurs propres, ce qui a amené la division en deux des extenseurs profonds des doigts (87, 88, 89, 90, 91) qui prennent leurs insertions d'origine, soit sur les métatarsiens correspondants, soit sur les métatarsiens voisins ou même sur l'astragale (90). Cette diversité d'origine montre que ce sont des insertions acquises nécessitées par le changement de forme du pied. Comme je l'ai dit plus haut, le muscle s'est fixé à l'os, sur lequel il passait autrefois, sans contracter d'adhérences.

Ces insertions acquises sont fréquentes dans les muscles de la cuisse, les fléchisseurs rapprochent leurs insertions de la tête de l'os de la jambe ou même, comme le long fléchisseur du fémur (110), ne s'attachent plus qu'au fémur.

Outre un plus grand développement de l'extenseur (102-104) et de l'adducteur du tibia (106-108), je signalerai des changements d'insertions tenant à la modification profonde du bassin. La face dorsale ayant disparu de nombreux muscles, tels que le déducteur du fémur (120) et l'extenseur du fémur (121) qui s'y inséraient, sont venus se fixer à l'ilion, qui projetait une grande branche en avant. A ce propos, je ferai remarquer que c'est l'épine iliaque des anoures qui correspond à la branche horizontale de l'ilion des urodèles où se fixent les muscles (102 et 113).

Je signalerai également les très grandes insertions supérieures du fléchisseur du fémur (119) et du rotateur inverse du fémur (124) qui résultent de la nécessité pour l'animal de faire contracter utilement ces muscles, quelle que soit la position prise par la cuisse pendant la natation.

La disposition des muscles ne permet pas plus ici que chez les urodèles d'accepter les dispositions des rayons osseux admises par GEGENBAUR ou WIEDERSHEIM et pour les mêmes raisons.

Toute la musculature montre, en outre, que le cinquième doigt des anoures est bien l'homologue du cinquième doigt des urodèles, et qu'il en est de même pour les quatre doigts situés du côté interne de celui-ci : l'ergot provient d'un sixième rayon osseux.

On constate également que la distinction, établie entre phalanges, phalangines et phalangettes, est confirmée et que, de plus, la présence d'un extenseur propre distingue la phalanginette de la phalangine du quatrième doigt. DUGES appelle phalanginette ma phalangine et réciproquement.

*<br>* *

## SAURIENS.

Mes recherches ont porté sur les sauriens suivants :

*Uromastix spinipes* MERR., 6 exemplaires.
*Gongylus ocellatus* WAGL., 3 exemplaires.
*Lacerta viridis* DAUD., 4 exemplaires.
*Lacerta ocellata* DAUD., 1 exemplaire.
*Varanus arenarius* DUM. et BIB., 3 exemplaires.

Après la description de chaque muscle, il m'a paru inutile de citer et de discuter celle de tous les auteurs qui ont étudié, en totalité ou en partie, la musculature du membre postérieur. Je n'ai pas disséqué, en effet, les mêmes espèces qu'eux et les différences signalées pourraient réellement exister ; de plus, beaucoup d'entre eux donnent des descriptions très succinctes, particulièrement pour les muscles de la jambe et du pied, suivies de figures très incomplètes, ou souvent même sans figures. Dans ces conditions, on est souvent très incertain sur l'identité du muscle décrit.

Je citerai donc, lorsqu'elles présenteront quelques différences, les descriptions de FURBRINGER, de GADOW et d'HOFFMANN. J'ai choisi les deux premiers parce que leurs travaux sont très supérieurs à ceux des autres anatomistes et qu'ils sont accompagnés de nombreuses planches. GADOW, en particulier, a disséqué 27 exemplaires différents se rapportant à 14 espèces de sauriens, et parmi ceux-ci on trouve 14 exemplaires de lézards. La comparaison sera donc facile entre son travail et le mien puisque j'ai disséqué, moi-même, de nombreux lézards, et que le *Varanus* appartient au groupe des Monitoridœ qu'il étudie spécialement au point de vue du pied ; j'ajouterai que le *Phrynosoma* est voisin de l'*Uromastix* et le *Cyclodus* du *Gongylus* étudiés par moi.

J'ai disséqué le *Gongylus* comme FURBRINGER, mais le peu de clarté de ses figures pour le bassin et le pied m'a laissé quelquefois des doutes au sujet de l'interprétation de certaines descriptions.

Quant à Hoffmann, je le cite pour les mêmes raisons que pour les ordres précédents.

Je n'ai trouvé aucun travail sur le membre postérieur de l'*Uromastix* et du *Varanus*.

SQUELETTE.

La forme et la disposition des os présente une grande uniformité ; seul le bassin de l'*Uromastix* a une forme un peu particulière qui se rapproche de celle des urodèles.

Bassin. — Il est formé par la réunion de l'ilion, du pubis et de l'ischion qui contribuent tous trois à la formation de la cavité cotyloïde.

Ilion (*il*, Pl. xxiii, fig. 47 et 50). — Il présente une branche presque horizontale allant rejoindre le sacrum ou *branche sacrée*, et une *branche articulaire* formant un angle droit avec la première Celle-ci va rejoindre le pubis et l'ischion pour former avec eux la cavité cotyloïde. La branche sacrée présente une face interne et une face externe, un bord inférieur et un bord supérieur qui se termine à l'*épine iliaque* (*ép. il.*, fig. 47 et 50).

Pubis (*P*, Pl. xxiii, fig. 47 et 50). — Chez l'*Uromastix*, il présente deux branches formant un angle presque droit, dont le sommet est l'*épine pubienne* (*ep. p.*). La *branche transversale* s'articule avec celle du côté opposé pour former la symphyse pubienne, l'autre moitié ou *branche articulaire* aboutit à la cavité cotyloïde. Elle présente en son milieu un *trou vasculo-nerveux* (*t. v. n.*, fig. 47 et 50). Chez le *Lacerta*, le *Varanus* et le *Gongylus*, les deux branches sont dans le prolongement l'une de l'autre et forment ainsi avec celles du côté opposé un V dont le sommet est à la symphyse pubienne. Cet os présente une face supérieure ou dorsale, une face inférieure ou ventrale, un bord externe et un bord interne.

Ischion (*Is.* Pl. xviii, fig. 47 et 50). — Chez l'*Uromastix*, le

*Lacerta* et le *Gongylus*, il présente deux branches : la *branche transversale*, qui se réunit à celle du côté opposé pour former la symphyse sciatique, et la *branche articulaire* qui fait avec la première un angle obtus et va rejoindre les deux autres os pour former avec eux la cavité cotyloïde. Le sommet de l'angle est l'*épine sciatique* (ép. s.). Chez le *Varanus*, les deux branches sont dans le prolongement l'une de l'autre et il n'y a pas d'épine sciatique.

Le pubis et l'ischion circonscrivent le *trou obturateur* (t. o.). Chez l'*Uromastix*, un petit os relie les symphyses pubienne et sciatique ; chez les autres sauriens l'union se fait par un simple tendon.

A la partie postérieure de la symphyse sciatique est un petit cartilage ou *cartilage hyposciatique* (c. h. Fig. 47 et 50).

**Membre.** — Comme pour les urodèles, j'appellerai : *tête*, l'épiphyse antérieure, et *base*, l'épiphyse postérieure.

**Fémur** (*Fe*, Pl. xxiii, Fig. 47 et 50). — La tête a une section triangulaire ; elle présente donc un angle supérieur qui se continue par le condyle articulaire, séparé du reste de l'os par un col peu marqué. L'angle interne présente un *trochanter interne* bien marqué; l'angle externe, qui va rejoindre le condyle articulaire, ne présente pas de trochanter. La tête a donc une face interne, une face externe et une face inférieure.

La base a une section rectangulaire ; elle présente donc quatre faces qui sont : supérieure, interne, inférieure et externe. L'angle inféro-interne se continue par le condyle interne et l'angle infero-externe par le condyle externe.

La partie diaphysaire cylindrique en son milieu prend au voisinage des extrémités les mêmes sections que la tête ou la base de l'os.

**Tibia** (*T*. Pl. xxi, fig. 38. Pl. xxii, fig. 43. Pl. xxiii, fig. 47 et 50). — L'épiphyse antérieure ou tête a une section triangulaire ; elle présente donc trois faces qui sont interne, externe et inférieure. Les trois angles élargis à leurs extrémités proximales constituent les tubérosités supérieure, interne et externe.

L'épiphyse inférieure ou base a une section quadrangulaire et présente quatre faces : supérieure, interne, inférieure et externe.

La partie diaphysaire est analogue à celle du fémur.

Fibula (*F*. Pl. xxi, fig. 38. Pl. xxii, fig. 43). — La tête a une section triangulaire et la base une section quadrangulaire présentant les mêmes faces que celles du tibia.

Partie diaphysaire analogue à celle du tibia.

Tarse. — Le fibulaire, le central, l'intermédiaire et le tibial sont soudés et constitueni les os de la 1ʳᵉ rangée. Seul, le fibulaire présénté uné ligne de séparation nette d'avec les trois autres.

Les os de la 2ᵉ rangée sont en grandeur croissante de l'intérieur à l'extérieur. Le 1ᵉʳ et le 2ᵉ tarsaliens sont représentés par de petites masses cartilagineuses,; le 3ᵉ est osseux et petit ; le 4ᵉ est osseux aussi mais de plus grandes dimensions. Il en résulte que les quatre premiers doigts sont inclinés du côté interne. Le 5ᵉ tarsalien très développé, présente une partie élargie qui s'articule avec le fibulaire, le 4ᵉ tarsalien et le 4ᵉ métatarsien ; sa face postérieure présente une forte tubérosité interne et une tubérosité externe, séparées par une large gouttière. Cette partie élargie est continuée par une portion cylindrique qui s'articule avec le 5ᵉ métatarsien.

Métatarse. — Cinq métatarsiens qui ont reçu suivant les doigts les noms de 1ᵉʳ, 2ᵉ, 3ᵉ, 4ᵉ, et 5ᵉ métatarsiens.

Doigts. — Le nombre des segments est très variable.

Le 1ᵉʳ doigt a une phalange et une phalangette.

Le 2ᵉ doigt a une phalange, une phalangine et une phalangette.

Le 3ᵉ doigt a une phalange, une phalanginette, une phalangine et une phalangette.

Le 4ᵉ doigt a une phalange, une phalanginule, une phalanginette, une phalangine et une phalangette.

Le 5ᵉ doigt présente une phalange, une phalangine et une phalangette.

Suivant les doigt, ces segments portent les noms des 1ʳᵉ, 2ᵉ, 3ᵉ, 4ᵉ et 5ᵉ phalanges ou 1ʳᵉ, 2ᵉ, 3ᵉ, 4ᵉ, 5ᵉ phalangines, etc. L'ensemble des segments forme le tableau suivant :

|  | 1er DOIGT. | 2e DOIGT. | 3e DOIGT. | 4e DOIGT. | 5e DOIGT. |
|---|---|---|---|---|---|
| Phalange .............. | 1 | 1 | 1 | 1 | 1 |
| Phalanginule........... | 0 | 0 | 0 | 1 | 0 |
| Phalanginette .......... | 0 | 0 | 1 | 1 | 0 |
| Phalangine............. | 0 | 1 | 1 | 1 | 1 |
| Phalangette........... | 1 | 1 | 1 | 1 | 1 |

## MUSCLES.

### 1. Déducteur superficiel du cinquième doigt (Pl. xix, fig. 28 et 29. Pl. xxi, fig. 38).

*Epitrochleo tibio metatarsalis ventralis s. gemellus internus* (29). FURBRINGER.
*Epitrochleo metatarsalis ventralis fibularis s. gemellus externus* (29´). FUR-
BRINGER.
*Gastrocnemius* (20). *Caput tibiale s. internum*. GADOW.
*Femoro (tibio)-metatarsalis plantaris*. HOFFMANN.

*Uromastix*. C'est un muscle situé immédiatement au-dessous de la peau à la face inférieure de la jambe. Une partie de ses fibres sortent de la base du fémur, au-dessus du condyle interne et à la face inférieure, mais la masse musculaire principale sort du tibia. Les fibres ne naissent pas directement de l'os, mais d'un tendon qui s'étend du fémur au bord interne du tibia où il se fixe à peu près à la hauteur du premier tiers de l'os; quelques fibres naissent d'ailleurs directement du tibia en ce point.

Le muscle large et plat traverse obliquement la jambe en se dirigeant du côté externe ; au niveau du tarse, il se transforme en une lame aponévrotique lâchement unie à son bord interne et externe aux tendons des muscles sous-jacents. Après avoir recouvert le cinquième tarsalien il donne naissance à deux tendons. Le plus superficiel va s'unir au muscle sous-jacent: fléchisseur du cinquième métatarsien (35) et se fixe ainsi à la tête du cinquième métatarsien ;

le plus profond longe le bord externe du cinquième doigt et au niveau de la tête de chaque segment il donne un petit rameau qui s'y termine ; à sa partie antérieure il est plus ou moins réuni au tendon des extenseurs du cinquième doigt.

Chez les autres sauriens l'insertion mobile est semblable ; l'insertion fixe est seule variable.

*Lacerta.* L'insertion supérieure forme une large bande oblique partant de la tubérosité externe (à la face inférieure du tibia) et allant rejoindre le bord interne de cet os au point où se fixe le tendon d'origine chez l'*Uromastix*. Un certain nombre de fibres partent même du bord interne du tibia au-dessous de ce point et sur une assez grande longueur. La partie du tendon inférieur, qui suit le bord externe du cinquième doigt et qui est comprise entre la phalangine et la phalangette n'est pas individualisée et se confond avec l'aponévrose qui enveloppe tout le doigt. C'est d'ailleurs ce qui se passe pour tous les tendons, qui suivent soit le bord interne, soit le bord externe des doigts, lorsqu'ils sont trop minces.

*Varanus.* (Pl. xix, fig. 29). Le muscle a une double origine ; la plus grande partie des fibres naissent de l'extrémité antérieure du tibia et forment une bande oblique d'insertion allant à la face inférieure, depuis la tubérosité externe, jusqu'au bord interne. Un deuxième faisceau nait de la face interne de la tête tibiale et se trouve séparé du précédent par les insertions des adducteurs moyen et postérieur du tibia (107 et 108). Les deux têtes se rejoignent au milieu de la jambe.

Le muscle du *Gongylus* ressemble à celui du *Varanus*.

Chez les quatre sauriens étudiés le bord externe du muscle reçoit un tendon puissant du fléchisseur externe de la jambe (115) sur lequel je reviendrai plus loin.

*Fonction.* Ce muscle qui contribue un peu à la flexion du cinquième métatarsien a surtout pour but de tirer en arrière le cinquième doigt pour l'écarter des autres et en faire comme un arc-boutant, qui empêche le pied de reculer pendant qu'il sert de point d'appui au moment de la progression du corps.

*Comparaison.* Ce muscle n'a d'homologue ni chez les urodèles ni chez les anoures.

Fürbringer fait naître les deux branches, au moins en partie du fémur et de plus réunit la branche externe avec le tendon du *subcaudalis* (6) (Déducteur caudal inférieur de la cuisse 112. A. P.). Il fait terminer l'aponévrose inférieure du côté interne aux premier et deuxième métatarsiens, et du côté externe au cinquième métatarsien (cinquième tarsalien A. P.).

Gadow. En règle générale il indique à ce muscle une double origine, l'une à la face interne du col du tibia, l'autre à sa face inférieure. Le tendon final se fixerait à la face inférieure des têtes des phalanges I et III du cinquième doigt (cinquième phalange et cinquième phalangine. A. P.), de plus une lame tendineuse irait au quatrième métatarsien se jeter dans le *caput externum* du même muscle. (Fléchisseur superficiel des doigts (2). A. P.).

Chez l'*Ophryoessa* la tête principale sortirait du fémur.

Chez le *Ptyodactylus* ce muscle, confondu avec le suivant, se fixerait d'une part au cinquième métatarsien (cinquième tarsalien A. P.) et d'autre part constituerait l'origine des courts fléchisseurs de la première rangée (Fléchisseurs superficiels).

Hoffmann cite Fürbringer et différents autres auteurs :

Mivart, qui indique chez l'*Iguana* deux têtes sortant l'une du condyle interne du fémur, l'autre un peu en dessus, le muscle résultant finirait à l'aponévrose plantaire.

Sanders (*Platydactylus* et *Phrynosoma*) ne cite qu'une seule origine au tibia. Chez le *Liolepis* le muscle naîtrait du tibia et du condyle interne du fémur et se terminerait à l'aponévrose plantaire, au cuboïde (quatrième tarsalien A. P.) et au cinquième métatarsien) cinquième tarsalien).


## 2. Fléchisseur superficiel des doigts (Pl. xix, fig. 28 et 29. Pl. xxi, flg. 38).

*Epicondylo metatarsalis digitalis ventralis sublimis s. flexor perforatus* (31).
    Fürbringer.
*Gastrocnemius* (20). *Caput femorale s. externum.* Gadow.
*Flexor digitorum perforatus et lumbricales.* Hoffmann.


Ce muscle un des plus volumineux de la jambe est situé au bord externe du précédent qui le recouvre en partie ; son origine tendineuse se trouve à l'extrémité postérieure du fémur à la face inférieure au-dessus du condyle externe

Il descend le long de la jambe et à la hauteur du tarse se transforme en un large tendon, fixé lâchement à droite et à gauche aux aponévroses des muscles sous-jacents.

L'angle externe de ce tendon se fixe aux deux tubérosités du cinquième tarsalien, tandis que du bord interne, qui est libre partent une lame aponévrotique et un plan musculaire situé au-dessous, dont les ramifications vont s'insérer aux divers segments des doigts. J'étudierai à part chacun d'eux.

*Fonction.* Par son insertion sur le cinquième tarsalien il fléchit tout le pied, il contribue de plus à l'action des muscles dont son tendon est le point d'origine.

*Comparaison.* Il n'a point d'homologue chez les batraciens.


### 3. Fléchisseur superficiel de la première phalange.
(Pl. xix, fig. 28. Pl. xxi. fig. 38).

*Plantare schicht* (29) Nr. VI, α. Gadow.


C'est un petit muscle plat qui recouvre le premier métatarsien : à la hauteur de l'articulation métatarso-phalangienne, il est perforé par le tendon fléchisseur de la première phalangette (11). Il naît du muscle précédent, et s'insère à droite et à gauche au tendon du Fléchisseur de la première phalange (30).

*Fonction.* Fléchisseur de la première phalange.

*Comparaison.* Il n'y a pas de muscle homologue chez les batraciens.

Gadow fait dépendre de ce muscle la lame aponévrotique qui recouvre tout le doigt jusqu'à l'ongle.


### 4. Fléchisseur superficiel de la deuxième phalangine.
(Pl. xix, fig. 28 et 29. Pl. xxi, fig. 38 et 39).

(*Uromastix, Lacerta, Gongylus*). Ce muscle qui naît du Fléchis-seur superficiel des doigts (2) a la forme d'un ruban aplati situé au-dessous du deuxième métatarsien. Au niveau de l'articulation méta-tarso-phalangienne il donne naissance à deux tendons, qui entourent le tendon fléchisseur de la deuxième phalangette (12) ; ces deux rameaux se réunissent en un tendon commun qui va se fixer à la face inférieure de la tête de la deuxième phalangine. La branche externe du tendon reçoit un rameau de l'aponévrose (6) qui recouvre le troisième doigt.

*Varanus.* Même description, mais le tendon commun s'unit à celui d'un Fléchisseur de la deuxième phalangine (16) sous-jacent.

*Fonction.* Fléchit la phalangine du deuxième doigt.

*Comparaison.* Il n'a pas d'homologue chez les batraciens. GADOW ne cite pas ce muscle qu'il confond avec le suivant.

## 5. Fléchisseur superficiel de la deuxième phalange. (Pl. xix, fig. 28. Pl. xxi, fig. 38).

*Plantare schicht* (29) Nr. VI β. GADOW.

Il naît du bord postérieur du Fléchisseur superficiel des doigts (2) entre le Fléchisseur superficiel de la première phalange (3) et le Fléchisseur superficiel de la deuxième phalangine (4). Il suit le bord interne du deuxième métatarsien et au niveau de la base de cet os se transforme en un tendon qui va s'unir à celui du fléchisseur de la deuxième phalange (31) sous-jacent.

*Fonction.* Fléchisseur de la phalange du deuxième doigt.

*Comparaison.* Il n'y a pas de muscle homologue chez les batra-ciens.
GADOW. Même remarque que pour le Fléchisseur superficiel de la première phalange (3).

## 6. Fléchisseur superficiel de la troisième phalanginette. (Pl. xix, fig. 28 et 29. Pl. xxi, fig. 38. 39).

C'est une lame aponévrotique mince dépendant du Fléchisseur superficiel des doigts (2), elle est située en dessous du troisième doigt auquel elle donne plusieurs rameaux ; leur nombre varie suivant les sauriens.

*Uromastix.* 4 tendons :

1° Deux tendons qui entourent les fléchisseurs des différents segments du troisième doigt et vont s'unir au Fléchisseur de la troisième phalange (32).

2° Un tendon qui longe le bord externe du troisième doigt et va se fixer à la tête de la phalanginette sur la face inférieure.

3° Un tendon accessoire, qui suit le bord interne du précédent et va se confondre avec le tendon des Fléchisseurs de la phalangine (7 et 17).

*Lacerta* et *Gongylus.* 3 tendons analogues.

1° Un seul tendon du côté interne allant à la tête de la phalange.

2° Le tendon qui va à la phalanginette reçoit un tendon du muscle sous-jacent : le Fléchisseur superficiel de la troisième phalangine (7).

3° Le tendon allant à la phalangine est semblable à celui de l'Uromastix. Ce tendon avec le premier entoure les fléchisseurs des autres segments.

*Varanus.* 2 tendons (fig. 29).

1° Un tendon du côté externe allant comme dans l'*Uromastix* rejoindre le fléchisseur de la troisième phalange (32).

2° Un tendon semblable à celui de l'*Uromastix* et allant à la phalanginette.

Gadow indique la présence d'une lame tendineuse sans noter ses insertions.

*Fonction.* Ces tendons ont pour but de limiter l'extension de la phalanginette et accessoirement celle de la phalange et de la phalangine du troisième doigt.

*Comparaison.* Il n'y a rien d'homologue chez les Batraciens.

7. Fléchisseur superficiél de la troisième phalangine. (Pl. xix, fig. 28 et 29. Pl. xxi, fig. 38 et 39).

*Plantare schicht* (29) Nr. VI γ (?). GADOW.

*Uromastic, Varanus.* C'est un muscle semblable au Fléchisseur superficiel de la deuxième phalangine (4). Il sort du Fléchisseur superficiel des doigts (2), et à la hauteur de l'articulation métatarso-phalangienne il se transforme en deux tendons, qui entourent celui du Fléchisseur de la phalangette (13). Le tendon unique qui en résulte s'insère à la tête de la troisième phalangine à sa face inférieure.

Dans sa course il reçoit le tendon du Fléchisseur de la troisième phalangine (17).

*Lacerta* et *Gongylus*. Semblable au précédent, mais il détache du côté interne un faisceau accessoire dont le tendon s'unit au tendon Fléchisseur superficiel de la troisième phalanginette (6).

*Fonction.* Fléchisseur de la phalangine du troisième doigt.

*Comparaison.* Ancun muscle homologue chez les Batriciens.
GADOW. Cite un muscle (Nr. VI γ) qui s'insère au troisième doigt à l'aide du tendon mentionné au quatrième doigt (probablement la lame tendineuse 8).

8. Fléchisseur superficiel des quatrièmes phalanginette et phalanginule. (Pl. xix, fig. 28 et 29. Pl. xxi, fig. 38 et 39).

(*Uromastix, Lacerta* et *Gongylus*. C'est une lame aponévrotique réunie plus ou moins par son bord interne à celle du troisième doigt (6). Elle naît de la tubérosité externe du cinquième tarsalien et donne quatre tendons.

1° Le tendon le plus interne, qui est quelquefois très mince et plus ou moins soudé au tendon suivant, il s'ensère à la face inférieure de la tête de la phalanginule.

Il est toujours très visible chez le Lacerta.

2° Deux tendons, qui entourent les tendons des fléchisseurs des autres segments : le tendon commun qui en résulte se fixe à la tête de la phalanginette à sa face inférieure.

3° Un tendon accessoire qui va se réunir au tendon du fléchisseur de la phalangine (18).

*Varanus*. (Fig. 29). Un seul tendon va à la phalanginette et le tendon accessoire fait défaut. Les autres tendons sont semblables à ceux des autres sauriens.

*Fonction*. Sert à limiter l'extension de la phalanginette et de la phalanginule du quatrième doigt.

*Comparaison*. Rien d'homologue chez les Batraciens.

GADOW ne cite pas ces tendons, à moins que ce ne soit la lame aponévrotique qui irait au quatrième métatarsien se jeter dans le tendon du caput externum du muscle *Gastrocnemius* (Fléchisseur superficiel des doigts (A. P.) situé au-dessous.

FURBRINGER ne décrit pas séparément les différents muscles provenant du Fléchisseur superficiel des doigts (2). Il dit simplement que ce muscle dans le tiers inférieur de sa course se fixe avec deux tendons aux premier et cinquième métatarsiens (cinquième phalange A. P.) et que la masse musculaire principale va à tous les segments des cinq doigts, excepté aux phalanges terminales. Un peu plus loin il cite des *Tendini digitales s lumbricales* (33) qui sortent du fléchisseur superficiel des doigts (2) et vont aux deux côtés des phalanges basilaires des deuxième, troisième et quatrième doigts. J'ignore quels sont les muscles qu'il a ainsi voulu décrire.

HOFFMANN reproduit simplement l'article de FURBRINGER.

9. *f*. Fléchisseur des quatre premiers doigts. (Pl. xix, fig. 29. Pl. xxi, fig. 38 et 39).

*Epicondylo fibulo tarso digitalis ventralis profundus s. Flexor perforans* (32). FURBRINGER.
*Flexor longus digitorum* (21). [*Cap. externum et cap. internum*]. GADOW.
*Flexor digitorum perforans*. HOFFMANN.

*Uromastix*. Ce muscle, avec le fléchisseur du cinquième doigt (9*h*), forme une deuxième couche musculaire recouverte par le déducteur superficiel du cinquième doigt (1) et le fléchisseur superficiel des doigts (2), aussi les tendons et les muscles qui en partent sont-ils recouverts par les fléchisseurs superficiels des phalanges, phalangines, phalanginettes et phalanginules déjà décrits.

Ce muscle naît par deux têtes. L'interne beaucoup plus développée vient de la face inférieure du fibula depuis l'extrémité supérieure jusqu'au milieu de l'os. Les fibres descendent le long de la jambe et arrivées au tiers inférieur de sa longueur, elles se transforment en un tendon qui s'unit à celui de la tête externe

La tête externe sort de l'extrémité inférieure du femur au-dessus du condyle externe ; son tendon d'insertion se confond avec celui du fléchisseur superficiel des doigts (2). Au niveau du tiers inférieur de la jambe le muscle se continue par un large tendon, qui reçoit latéralement celui de la tête précédente, et qui au niveau des métatarsiens s'etale en une large aponévrose plantaire, qui se divise en quatre tendons (11. 12. 13. 14) allant aux phalangettes de quatre premiers doigts.

Chaque tendon, après avoir traversé les muscles ou les tendons des fléchisseurs superficiels des premiers segments du doigt, va s'insérer à la face inférieure de la tête de la phalangette. A quelque distance de son extrémité postérieure chaque tendon donne un petit rameau qui se fixe à la face inférieure de la base de la phalangine correspondante.

*Varanus*. (Pl. XIX, fig. 29). Le Fléchisseur des quatre premiers doigts n'a pas de tête externe provenant du fémur. Une partie des fibres de la tête interne ne naissent pas direclement de l'os, mais tirent leur origine d'un tendon, dont l'extrémité antérieure sort du fibula et qui sur son bord interne donne insertion à une partie des fibres du Rotateur direct du tibia (75). De plus le muscle a une tête accessoire formant un ruban mince et étroit qui naît du court tendon du Fléchisseur externe de la jambe (115) dont nous parlerons plus loin. Les tendons (11. 12. 13. 14) allant aux phalangettes détachent au niveau de chaque articulation un mince tendon, qui s'insère à la face inférieure de la base du segment antérieur correspondant. Chez l'Uromastix les phalangines seules reçoivent un tendon analogue.

*Lacerta* et *Gongylus*. Même description que pour les *Varanus*

avec cette différence qu'il existe une tête fémorale externe comme pour l'*Uromastix*.

Chez tous ces sauriens les tendons des fléchisseurs sont enfermés dans une gaine commune tendineuse, qui les maintient appliqués contre le doigt pendant sa flexion.

*Fonction.* Fléchisseur des quatre premières phalangettes et contribue à la flexion des autres muscles, qui partent de l'aponévrose plantaire.

*Comparaison.* Correspond chez les Urodèles à une partie des Fléchisseurs externes et internes (9*a* et 9*b*) des doigts, puisque chez ces batraciens, le Fléchisseur du cinquième doigt n'est pas individualisé. Il correspond de même et pour la même raison chez les anoures à une partie du Fléchisseur commun des doigts (9*c*) du Fléchisseur interne des doigts (9*d*), et du Fléchisseur externe des doigts (9*e*).

Gadow fait naître le muscle du femur, du tibia et du fibula chez les sauriens en général et en particulier chez l'*Iguana*, le *Lacerta*, le *Phryoessa* et le *Cnemidophorus*. Il ajoute que tous les tendons tels que 11. 12. 13 et 14 se fixent aux bases (têtes A. P.) de tous les segments.

Furbringer ne sépare pas ce muscle du Fléchisseur du cinquième doigt (9*h*), il lui donne comme origines le fémur, le tibia et le fibula.

Hoffmann ne le sépare pas non plus du Fléchisseur du cinquième doigt (9*h*) et d'une façon générale lui donne comme origines le femur, le tibia et le fibula. L'origine tibiale manquerait chez l'*Iguana* et le *Platydactylus* ; il naîtrait du fibula chez le *Phrynosoma*, et du fémur chez le *Liolepis*.

9. *i*. Tarso-fléchisseur des doigts. (Pl xix, fig. 29. Pl. xxi, fig. 38. 39. 41).

*Zweite plantare schicht* (30) Nr. VII (α, β, γ). Gadow.

Ce muscle se compose de deux parties assez distinctes.

La moitié antérieure, indiquée par Hoffmann seulement, forme un ruban large et mince qui naît du bord interne de la tubérosité articulaire située à la face inférieure du fibulaire. Ses fibres ont une direction transversale légèrement oblique et se fixent à la face supérieure du tendon du Fléchisseur des quatre premiers doigts (9*f*).

La moitié postérieure est en grande partie cachée par l'aponévrose plantaire ; son insertion antérieure charnue se trouve au bord interne du cinquième tarsalien. Chez le *Varanus* elle s'étend un peu sur le quatrième tarsalien. Ses fibres s'étalent en éventail et se fixent à la face supérieure de l'aponévrose plantaire, vis-à-vis de l'origine sur cette même aponévrose des Fléchisseurs des deuxième, troisième et quatrième phalanges (31, 32, 33).

*Fonction.* Ce muscle concourt à la flexion des tendons et muscles qui tirent leur origine de l'aponévrose plantaire. Son action est nécessaire pour compléter et modifier celle du Fléchisseur des quatre premiers doigts, vu l'obliquité des quatre premiers doigts par rapport à l'axe de la jambe.

*Comparaison.* Il correspond aux fibres des Fléchisseurs externe et interne des doigts des urodèles, qui ont leur origine sur les os du tarse. Remarquons que le quatrième et surtout le cinquième doigt ne reçoivent que très peu de ces fibres tarsiennes chez les urodèles, et que le cinquième doigt n'en reçoit même point chez le *Siredon* et l'*Amblystoma*.

Il correspond au muscle de même nom des anoures, qui lui n'a d'action que sur les muscles des trois premiers doigts et de la moitié Interne du quatrième.

Furbringer ne décrit pas ce muscle.

Hoffmann n'indique que la moitié antérieure.

Gadow ne décrit que la moitié postérieure.

## 9. *h.* Fléchisseur du cinquième doigt. (Pl. xix, fig 29. Pl. xxi, fig. 38. 39).

*Epicondylo fibulo tarso digitalis ventralis profundus, s. Flexor perforans*
    (32). Furbringer.
*Flexor longus digitorum. (Caput accessorium)* (21). Gadow.
*Flexor digitorum perforans.* Hoffmann.

(*Uromastix, Lacerta* et *Gongylus*). Ce muscle est formé de deux têtes. La première naît de la base du fémur sur la face inférieure de cet os, au-dessus du condyle externe, c'est-à-dire au même point que la tête fémorale du Fléchisseur des quatre premiers doigts (9*f*), dont il longe le bord externe. La deuxième tête plus externe naît du fibula au bord externe et dans le tiers antérieure de cet os. Après leur réunion les deux têtes se continuent par un long tendon (15), qui commence au niveau du milieu de la jambe, et qui suit le bord externe du large tendon du Fléchisseur des quatre premiers doigts (9.*f*.), auquel il est plus ou moins réuni par une mince lame aponévrotique. A la hauteur du tarse ce tendon s'isole, contourne le bord interne de la tubérosité interne du cinquième tarsalien, gagne la ligne médiane du cinquième doigt, qu'il suit après avoir traversé le Fléchisseur du cinquième métatarsien (35) et le tendon du Déducteur superficiel du cinquième doigt (1).

Le tendon (15) va se fixer à la face inférieure de la tête de la cinquième phalangette après avoir donné un rameau à la base de la cinquième phalangine comme les tendons correspondants des autres doigts (11. 12. 13. 14).

Chez le *Lacerta*, il donne en outre des tendons aux bases du cinquième métatarsien et de la cinquième phalange.

*Varanus*. (Fig. 29). Le Fléchisseur du cinquième doigt ne reçoit pas de tête de fibula, son tendon terminal se comporte comme celui du Lacerta.

*Fonction*. Fléchisseur du cinquième doigt, particulièrement destiné à la phalangette. Remarquons que la tubérosité interne du cinquième tarsalien forme une sorte de poulie de renvoi, permettant au muscle d'agir avec efficacité lorsque le cinquième doigt forme un angle très ouvert avec la direction des autres doigts.

*Comparaison*. Il n'y a pas de Fléchisseur spécial au cinquième doigt chez les batraciens

Furbringer indique simplement que chez certains sauriens, il y a un fléchisseur spécial pour le cinquième doigt, mais que cela n'a pas lieu chez le *Gongylus*.

Gadow décrit chez le *Monitor* un muscle semblable à celui du *Varanus* ; chez les autres sauriens, il ne distingue pas nettement ce

muscle du Fléchisseur des quatre premiers doigts (9.*f.*). Il indique
comme insertion inférieure du tendon (15) qui en provient, tantôt la
base (tête A. P.) de la deuxième phalange du quatrième doigt (quatrième phalanginule A. P.), tantôt la base (tête A. P.) de la première
phalange du quatrième doigt (quatrième phalange A. P.).

HOFFMANN ne distingue pas ce muscle du Fléchisseur des quatre
premiers doigts (9.*f.*).

### 16. Fléchisseur de la deuxième phalangine. Pl. xix, fig. 29).

*Varanus.* C'est un petit muscle triangulaire, qui sort de l'aponévrose plantaire au point de séparation des tendons fléchisseurs de la
première et de la deuxième phalangettes (11 et 12) Il est recouvert
par le Féchisseur superficiel de la deuxième phalangine (4). Ses
fibres se transforment en un tendon mince, qui s'unit à la branche
externe du tendon du Fléchisseur superficiel de la deuxième phalangine (4), et s'insère en s'élargissant à la face inférieure de la tête de
la deuxième phalangine.

(*Uromastix, Lacerta, Gongylus*). Ce muscle n'existe pas.

*Fonction.* Fléchisseur de la phalangine du deuxième doigt.

*Comparaison.* Ne correspond à aucun muscle des batraciens ;
ceux-ci n'ont d'ailleurs que deux segments au deuxième doigt.
GADOW et HOFFMANN n'en parlent pas.

### 17. Fléchisseur de la troisième phalangine. (Pl. xix, fig. 29. Pl. xxi, fig. 38. 39).

*Plantare Schicht* (29) Nr. VI δ. GADOW.

Muscle analogue au précédent ; il prend naissance entre les
tendons fléchisseurs de la deuxième et de la troisième phalangettes
(12 et 13) et au niveau de l'articulation métatarso-phalangienne, il
se transforme en un tendon, qui reçoit la branche interne du tendon
du Fléchisseur superficiel de la troisième phalangine (7) et va

s'insérer avec lui à la face inférieure de la tête de la troisième phalangine.

*Fonction.* Fléchisseur de la phalangine du troisième doigt.

*Comparaison.* Correspond aux muscles de même nom chez les Urodèles et les anoures.

Furbringer, Gadow et Hoffmann ne le citent pas.


## 18. Fléchisseur de la quatrième phalangine. (Pl. xix, fig. 29. Pl. xxi, fig. 38. 39).

*Plantare Schicht* (29). Nr. VI δ. Gadow.
*Sweite plantare Schicht* (30) Nr. II γ, ou Nr. II η (30). Gadow.


Ce muscle est formé par deux faisceaux bien distincts que je vais décrire séparément sous le nom de branche interne et de branche externe.

*Branche interne. Uromastix.* C'est un muscle analogue au précédent, qui naît de l'aponévrose plantaire entre les tendons fléchisseurs des troisième et quatrième phalangettes (13. 14). Son tendon terminal va se fixer à la face inférieure de la tête de la quatrième phalangine, après avoir reçu une branche de l'aponévrose (8).

*Varanus.* Même description, mais il ne reçoit pas de branche de l'aponévrose (8).

*Lacerta* et *Gongylus.* Même description que pour l'*Uromastix* avec cette différence, qu'il détache un deuxième tendon, qui s'unit à un rameau de l'aponévrose (8) pour s'insérer à la tête de la quatrième phalanginette.

*Branche externe. (Uromastix, Lacerta* et *Gongylus).* C'est un muscle fusiforme caché par l'aponévrose (8), et qui est situé au bord externe du quatrième doigt. Son long tendon d'origine caché par les muscles moteurs du cinquième tarsalien et du cinquième doigt, sort de l'angle inférieur et externe du fibulaire, au-dessous de l'origine du Fléchisseur profond du cinquième tarsalien (72).

Il passe dans la gouttière creusée entre les deux tubérosités du cinquième tarsalien, au bord interne duquel il se transforme en un faisceau musculaire. Ses fibres ont une direction oblique et vont s'insérer au bord externe du tendon fléchisseur de la quatrième phalangette (14) vis à vis l'insertion de la branche interne.

*Varanus.* Même description que pour les sauriens précédents avec cette différence, que son extrémité postérieure se transforme en un tendon propre, qui passe sous le tendon fléchisseur de la quatrième phalangette (14) sans y adhérer et va rejoindre le tendon de la branche interne.

*Fonction.* Fléchisseur de la phalangine du quatrième doigt.

*Comparaison.* La branche interne correspond au muscle de même nom des batraciens ; la branche externe n'est probablement qu'une insertion supplémentaire, correspondant aux fibres d'origine fibularienne du Fléchisseur externe des doigts (9. *a*.) des urodèles.

Ni FURBRINGER ni HOFFMANN ne décrivent ce muscle.

GADOW cite un muscle, qui correspond peut-être à la branche interne, et qu'il désigne par Nr. VI δ. (29), mais dont le tendon terminal s'unirait en partie avec celui du Fléchisseur des quatre premiers doigts (9*f*) et irait en partie à la base de la quatrième phalange.

Quant à la branche externe il la représente dans sa figure 43, mais elle ne porte aucune lettre permettant de la reconnaître et aucune description soit celle de Nr. VII, γ, soit celle dc Nr. VII, η. n'y correspond.

## 23. Fléchisseur de la quatrième phalanginette.

C'est un rameau détaché du précédent, que je n'ai trouvé que chez le *Lacerta* et le *Gongylus*. Il correspond au muscle de même nom des Batraciens.

## 25. Adducteur accessoire du quatrième doigt. (Pl. xix, fig. 29).

*Varanus.* C'est un petit muscle très mince et très étroit qui naît de la face supérieure de l'aponévrose plantaire; il descend le long du bord interne du quatrième doigt et au niveau du milieu de la phalange se transforme en un tendon, qui se confond avec celui de l'Adducteur du quatrième doigt (65) situé au-dessous.

Dans un seul échantillon, j'ai trouvé des muscles analogues pour les deuxième et troisième doigts.

*Uromastix, Lacerta* et *Gongylus* : Ce muscle n'existe pas.

*Fonction.* Les adducteurs des doigts (63, 64, 65) étant de simples tendons, les muscles tels que l'adducteur accessoire du quatrième doigt, quand ils existent, aident à l'adduction, que peuvent produire accessoirement certains muscles de la face supérieure du pied.

*Comparaison.* Il n'y a pas de muscle homologue chez les Batraciens.

Gadow et Hoffmann ne le citent pas.


## 26. Adducteur accessoire du cinquième doigt. (Pl. xix, fig. 28. Pl. xxi, fig. 38, 39).

Ce muscle, qui n'est pas volumineux, naît du bord postérieur de la tubérosité interne du cinquième tarsalien, à la face inférieure de cet os. Il descend le long du bord interne du cinquième doigt et au niveau de l'articulation métatarso-phalangienne il se transforme en un tendon, qui s'unit à celui de l'adducteur du cinquième doigt (66) sous-jacent.

*Fonction.* Adducteur du cinquième doigt.

*Comparaison.* Il n'y a pas de muscle homologue chez les Batraciens.

Furbringer, Gadow et Hoffmann n'en parlent pas.


## 30. Fléchisseur de la première phalange. (Pl. xix, fig. 29. Pl. xxi, fig. 38, 39).

*Tarso hallucialis ventralis* (34). Furbringer.
*Dritte plantare Schicht* (33) Nr. X. α. Gadow.
*Tarso digitalis primus.* Hoffmann.


Ce muscle, complètement recouvert par le fléchisseur superficiel de la première phalange (3), a la forme d'un ruban plat, dont le tendon supérieur large et court sort en partie du cartilage interarticulaire situé en haut du premier métatarsien, et en partie du troisième tarsalien. Cette origine se confond plus ou moins avec le bord postérieur du tendon d'insertion du rotateur direct du pied (73). Le muscle suit la face inférieure du premier métatarsien et se termine par une sorte de demi-cercle fibro-cartilagineux, qui se fixe à la face inférieure de la tête de la première phalange.

*Fonction*. Fléchisseur de la première phalange.

*Comparaison*. Correspond au muscle de même nom des batraciens. Remarquons qu'il ne naît pas de l'aponévrose plantaire et qu'il vaudrait peut-être mieux le considérer comme l'homologue du fléchisseur profond de la première phalange (42).

FURBRINGER déclare que la distinction entre les différents muscles du gros orteil est impossible, et indique seulement une masse musculaire naissant du tarse et du métatarse et s'insérant à la phalange basilaire du gros orteil (première phalange A. P).

GADOW le décrit exactement.

HOFFMANN indique un muscle qui sortirait des os de la première rangée du tarse, et de la tête du premier métatarsien et qui se fixerait à la phalange basilaire du pouce (première phalange A. P

## 31. Fléchisseur de la deuxième phalange. (Pl. xix, fig. 29. Pl. xxi, fig. 38, 39).

*Zweite plantare Schicht* (30). GADOW.

C'est un muscle plat assez large recouvert par le tendon fléchisseur de la deuxième phalangette (12) et qui à son origine à la face supérieure de l'aponévrose plantaire. Il recouvre la face inférieure du deuxième métatarsien et s'insère à la face inférieure de la tête de la deuxième phalange au moyen d'un demi-cercle fibro-cartilagineux semblable à celui du muscle précédent.

*Fonction*. Fléchit la phalange du deuxième doigt.

*Comparaison*. C'est l'homologue du muscle de même nom des Batraciens.

Furbringer et Hoffmann ne le décrivent pas.

Gadow. C'est le muscle qu'il indique comme allant à la première ou deuxième phalange du deuxième doigt (deuxièmes phalange ou phalangine A. P.).

## 32. Fléchisseur de la troisième phalange. (Pl. xix, fig. 29. Pl. xxi, fig. 38, 39).

*Zweite plantare Schicht* (30). Gadow.

C'est un muscle semblable au précédent, mais relatif au troisième doigt. Description et remarques analogues.

## 33. Fléchisseur de la quatrième phalange. (Pl. xix, fig. 29, Pl. xxi, fig. 38, 39)

*Zweite plantare Schicht*. Nr. VII (30). Gadow.

Muscle semblable au précédent, description analogue mais relative au quatrième doigt.

Gadow indique deux muscles allant au quatrième doigt ; le premier avec les réserves faites plus haut correspond au muscle que j'ai décrit, le second (Nr VII η) irait au basis phalangi I digiti iv. A cette place il n'y a que la branche interne du fléchisseur de la quatrième phalangine, dont aucune des insertions ne correspond à la description de Gadow.

## 35. Fléchisseur du cinquième métatarsien. (Pl. xxi, fig. 38, 39).

*Uromastix* et *Varanus* : C'est un très petit muscle, toujours plus ou moins confondu avec l'adducteur accessoire du cinquième doigt (26). Il est à la face inférieure du pied et sort du bord postérieur de la tubérosité interne du cinquième tarsalien, tout à côté de l'adducteur accessoire du cinquième doigt (26). Il descend le long du cinquième tarsalien et s'insère à la face inférieure de la tête du cinquième métatarsien après avoir reçu un tendon du déducteur superficiel du cinquième doigt (1).

A cause de ses faibles dimensions, je n'ai pu l'isoler nettement chez le *Lacerta* et *Gongylus*.

*Fonction*. Fléchit le cinquième métatarsien.

*Comparaison*. Il n'a pas d'homologue chez les batraciens.
FURBRINGER, GADOW et HOFFMANN n'en parlent pas.


## 53. Déducteur du premier doigt. (Pl. xxi, fig. 41, Pl. xxii, fig. 43).

*Dritte plantare Schicht* (33) Nr X β. GADOW.
*Tarso digitalis*. HOFFMANN.


C'est un muscle plat caché par les fléchisseurs précédemment décrits; il sort à la face inférieure du pied du bord interne du cinquième tarsalien en-dessous de la tubérosité interne; ses fibres traversent obliquement le pied et se transforment en un tendon qui se fixe au bord externe de la tête de la première phalange en se confondant avec le tendon du déducteur profond du premier doigt (58) sous-jacent. Le tendon commun descend le long du bord externe du premier doigt. J'indiquerai ses insertions à propos du muscle (58)

*Fonction*. Déducteur de tout le doigt.

*Comparaison*. Correspond au fléchisseur primitif du premier métatarsien des urodèles; mais ici l'insertion supérieure a été reportée beaucoup du côté externe. C'est une tendance que j'ai déjà indiquée chez les anoures pour les muscles de ce groupe.
FURBRINGER n'indique pas ce muscle.
GADOW ne dit pas que le tendon terminal descende le long du doigt.
HOFFMANN cite un muscle naissant du gros os de la deuxième rangée du tarse (quatrième tarsalien A. P.) et qui se divise en trois ou quatre faisceaux pour se terminer aux phalanges des trois ou quatre premiers doigts; il ne donne pas d'autres indications.


## 54. Déducteur du deuxième doigt. (Pl. xix, fig. 29. Pl. xxi, fig. 41. Pl. xxii, fig. 43).

*Tarso digitalis ventralis medius* (35). F𝚄RBRINGER.
*Dritte plantare Schicht.* Nr. X γ (33). GADOW.
*Tarso digitalis.* HOFFMANN.


*Uromastix, Lacerta* et *Gongylus* : Muscle analogue au précédent;
son insertion antérieure a lieu à côté et un peu au-dessus de la
sienne. Il traverse obliquement le pied et se transforme en un
tendon, qui se fixe au bord externe du deuxième doigt en se
confondant avec celui du déducteur profond du deuxième doigt (59).

*Varanus* (fig. 29) : Il ressemble à celui de l'*Uromastix,* mais ne
se fixe pas à la phalange du deuxième doigt. Il est musculaire
jusqu'au niveau de la tête de la phalangine et se transforme en un
tendon, qui s'unit à celui du déducteur profond du même doigt (59).

*Fonction.* Déducteur de tous les segments, sauf chez le *Varanus*
où il n'agit que sur les deux segments extrêmes.

*Comparaison.* Correspond à la moitié externe du fléchisseur
primitif du deuxième métatarsien des urodèles, et au déducteur du
deuxième doigt des anoures, mais son insertion supérieure est
reportée du côté externe du pied.

FURBRINGER indique un muscle naissant du *calcaneus,* dont les
fibres obliques vont se fixer aux phalanges basilaires des deuxième,
troisième et quatrième doigts. Il n'a pas vu le tendon qui longe le
bord externe de ces doigts, et se fixe à leurs différents segments.

GADOW n'indique pour aucun saurien l'insertion à la phalange, il
ne parle pas non plus du tendon, qui longe le bord externe du
deuxième doigt.

HOFFMANN (Voir le muscle précédent).


## 55. Déducteur du troisième doigt. (Pl. XIX, fig. 29. Pl. XXI, fig. 41. Pl. XXII, fig. 43).

*Tarso digitalis ventralis medius* (35). FURBRINGER.
*Dritte plantare Schicht* (33) Nr. X δ. GADOW.
*Tarso digitalis.* HOFFMANN.


Muscle semblable au précédent mais dont l'origine au cinquième
tarsalien est à côté et un peu au-dessus de la sienne. Il traverse

obliquement le pied et son tendon se confond avec celui du déducteur profond du troisième doigt (60) sous-jacent. Chez l'*Uromastix*, le *Lacerta* et le *Gongylus* la réunion des deux tendons a lieu à partir de la tête de la phalange ; chez le *Varanus* le muscle se transforme en un tendon à la hauteur de la phalanginette, et n'est fixé qu'aux deux derniers segments.

*Fonction*. Comme pour le muscle précédent.

*Comparaison*. Il est homologue de la moitié externe du fléchisseur primitif du troisième doigt, chez les urodèles, et du déducteur du troisième doigt des anoures. Même remarque, que pour le muscle précédent.

FURBRINGER et HOFFMANN. Voir le muscle précédent.

GADOW. Il l'arrête au *Basis* (tête A. P.) phal. II, dig. III, comme le précédent ; même remarque.

## 56. Déducteur du quatrième doigt. (Pl. xix, fig. 29. Pl. xxi, fig. 41. Pl. xxii, fig. 43).

*Tarso digitalis ventralis medius* (35). FURBRINGER.
*Dritte plantare Schicht* (33) Nr. X ε. GADOW.
*Tarso digitalis*. HOFFMANN.

*Uromastix* : Muscle semblable au précédent, mais il naît du tendon du déducteur profond du quatrième doigt (61) sous-jacent. Ce tendon naît d'ailleurs lui-même du cinquième tarsalien, mais en un point assez éloigné de l'origine des muscles précédents.

Chez le *Varanus* (fig. 36), le *Lacerta* et le *Gongylus* ce muscle a son origine au cinquième tarsalien à côté du déducteur du troisième doigt (55). Son tendon s'unit au niveau de la tête de la phalange à celui du déducteur profond du quatrième doigt (61) pour le *Lacerta* et le *Gongylus*, tandis que chez le *Varanus* le muscle reste charnu jusqu'à la phalanginette, et son tendon ne s'unit à celui du déducteur profond, qu'au niveau de la phalangine, comme pour le muscle précédent.

*Fonction*. Déducteur de tout le doigt, sauf chez le *Varanus* où il n'agit que sur les deux derniers segments.

*Comparaison.* Il est homologue de la moitié externe du fléchisseur primitif du quatrième métatarsien des urodèles et du déducteur du quatrième doigt des anoures.

Furbringer et Hoffmann. (Voir le muscle précédent).

Gadow le fait arrêter à la tête de la quatrième phalanginule et n'indique pas le tendon qui suit le bord externe du doigt.


## 58. Déducteur profond du premier doigt. (Pl. xxi, fig. 38, 40, 42. Pl. xxii, fig. 43.

*Vierte plantare Schicht* (34) Nr. XI α. Gadow.


*Uromastix, Varanus, Lacerta* et *Gongylus* : C'est un muscle peu développé qui naît du bord interne du premier tiers du deuxième métatarsien. Ses fibres cachées par le muscle précédent ont une direction oblique et suivent le bord externe du premier métatarsien, qu'elles recouvrent en partie. A la hauteur de l'articulation métatarso-phalangienne, le muscle se transforme en un tendon, qui suit le bord externe du doigt. A chaque articulation il donne un court rameau latéral, qui s'insère à la face externe de la tête du segment postérieur, en se confondant plus ou moins avec la capsule articulaire.

Chez le *Lacerta* et le *Gongylus*, je n'ai pas suivi le tendon entre la phalangine et la phalangette.

*Fonction.* Déducteur de tout le premier doigt.

*Comparaison.* Il n'y a pas de muscle homologue chez les batraciens, peut-être est-ce le bord postérieur différencié du premier intermétatarsien.

Furbringer et Hoffmann ne le décrivent pas.

Gadow le fait arrêter à l'articulation métatarso-phalangienne.


## 59. Déducteur profond du deuxième doigt. Pl. xxi, fig. 38, 40, 42. Pl. xxii, fig. 43).

*Vierte plantare Schicht* (34) Nr. XI β. Gadow.


*Varanus, Lacerta, Gongylus* : Muscle semblable au précédent, il naît du bord interne du troisième métatarsien dans sa moitié antérieure, ses fibres se dirigent en convergeant vers la tête de la phalange du deuxième doigt, et se transforment en un tendon, qui suit le bord externe du doigt, et se comporte comme le tendon du muscle précédent.

*Uromastix* : Il est impossible de séparer ce muscle de l'intermétatarsien correspondant.

*Fonction*. Déducteur de tous les segments du doigt.

*Comparaison*. Il n'y a pas de muscle homologue chez les Batraciens, c'est probablement comme le précédent une partie différenciée de l'intermétatarsien.

FURBRINGER et HOFFMANN ne le décrivent pas.

GADOW l'arrête à l'articulation métatarso-phalangienne.

## 60. Déducteur profond du troisième doigt. (Pl. xxi, fig. 38, 40, 42 ; Pl. xxii, fig. 43).

*Vierte plantare Schicht* (34) Nr. XI γ. GADOW.

Muscle du troisième doigt semblable au précédent ; description et remarques analogues.

## 61. Déducteur profond du quatrième doigt. (Pl. xxi, fig. 40, 41, 42. Pl. xxii, fig. 43).

*Deuxième couche profonde* (27) Nr. IV β. GADOW.

Ce muscle fusiforme situé au bord externe du quatrième métatarsien, sort d'un long tendon, qui naît de la face interne du cinquième tarsalien et passe entre cet os et le quatrième tarsalien. A la hauteur de l'articulation métatarso-phalangienne il se transforme en un tendon qui se comporte comme celui des muscles précédents.

*Fonction*. Déducteur de tout le doigt.

*Comparaison*. Comme les précédents.

FURBRINGER et HOFFMANN n'en parlent pas.

Gadow. Ce muscle correspond sans doute au muscle Nr. IX β de
Gadow ; mais d'après lui il naîtrait de la tête du cinquième tarsalien
et s'insérerait inférieurement à la tête de la phalange du quatrième
doigt.


**62. Déducteur accessoire du quatrième doigt.** (Pl. xxi, fig.
38, 39, 40, 41, 42. Pl. xxii, fig. 43).


De la face interne de la tête du cinquième métatarsien part un
tendon, qui s'étend en partie au-dessus du muscle précédent, sa
direction est oblique et au niveau de l'articulation métatarso-phalangienne du quatrième doigt, il se confond avec le tendon du
muscle précédent. A sa partie supérieure et sur son bord interne ce
tendon reçoit un petit faisceau de fibres musculaires qui naissent du
tendon d'origine du muscle précédent. Chez le *Varanus*, de
l'origine antérieure du tendon (62) part un autre tendon très net qui
aboutit à la face antérieure du quatrième tarsalien.

*Fonction.* Limite l'écartement des deux derniers doigts.

*Comparaison.* Correspond plus ou moins à une partie du quatrième
intermétatarsien des Batraciens.

Furbringer, Gadow et Hoffmann n'en parlent pas.


**63. Adducteur du deuxième doigt.** (Pl. xxi, fig. 38, 40, 41,
42. Pl. xxii, fig. 43).

**64. Adducteur du troisième doigt.** (Pl. xxi, fig. 38, 40, 41,
42. Pl. xxii, fig. 43).

**65. Adducteur du quatrième doigt.** (Pl. xxi, fig. 38, 40, 41,
42. Pl. xxii, fig. 43).


Ce sont des tendons bien nets, qui sortent respectivement du bord
externe de la moitié antérieure des premier, deuxième et troisième
métatarsiens. Ils se dirigent obliquement vers l'extérieur, gagnent
l'articulation métatarso-phalangienne des deuxième, troisième et
quatrième doigts et là se comportent comme les tendons terminaux

9

des déducteurs. Ils suivent le bord interne du doigt et au niveau de chaque articulation donnent un rameau latéral qui s'insère à la tête du segment postérieur correspondant en se confondant plus ou moins avec la capsule articulaire.

Chez le *Lacerta* et le *Gongylus*, je n'ai pu suivre ce tendon au-delà de la phalangine ; il se confond alors avec la gaîne aponévrotique, qui relie les différents tendons du doigt.

*Fonction.* Ils limitent l'action des déducteurs.

*Comparaison.* Il n'y a rien d'homologue chez les Batraciens. Furbringer, Gadow et Hoffmann n'en parlent pas.

## 66. Adducteur du cinquième doigt. (Pl. xix, fig. 29. Pl. xxi, fig. 38, 40, 41).

C'est un petit muscle triangulaire, qui naît de la partie étroite du cinquième tarsalien, au-dessous de la tubérosité externe, sur la ligne médiane et à la face inférieure de l'os. Ses fibres se dirigent en convergeant vers la face interne de l'articulation tarso-métatarsienne du cinquième doigt, où elles se fixent. De là part un tendon qui suit le bord interne du cinquième doigt, et qui au niveau de chaque articulation fournit un rameau latéral qui se comporte comme ceux des adducteurs précédents.

*Fonction.* Limite l'action du déducteur superficiel du cinquième doigt.

*Comparaison.* Rien d'homologue chez les Batraciens. Furbringer, Gadow et Hoffmann n'en parlent pas.

## 67. Premier intermétatarsien. (Pl. xxi, fig. 38, 40, 41, 42).
## 68. Deuxième intermétatarsien. (Pl. xxi, fig. 38, 40, 41, 42).
## 69. Troisième intermétatarsien. (Pl. xxi, fig. 38, 40, 41, 42).

*Interossei* (37). Furbringer. Hoffmann.

Ces trois muscles naissent respectivement du bord interne des deuxième, troisième et quatrième métatarsiens à la partie antérieure en avant de l'origine du déducteur profond correspondant. Ils ont une course oblique vers l'extérieur et viennent respectivement recouvrir la face inférieure des premier, deuxième et troisième métatarsiens et s'insèrent sur presque toute la surface diaphysaire de ces os. Nous avons vu que chez l'*Uromastix* ils se confondent généralement avec le déducteur profond correspondant.

FURBRINGER ne fait que les citer, HOFFMANN ne les décrit pas.

GADOW cite les muscles Nr XI (α-γ) 34, qui correspondent plutôt aux déducteurs profonds.

*Comparaison.* Correspondent aux muscles de même nom des Batraciens.


## 70. Quatrième intermétatarsien. (Pl. xxi, fig. 38, 40 et 42).

C'est un petit muscle triangulaire, qui naît du tendon du déducteur profond du quatrième doigt (61) et s'étale ensuite en éventail ; il s'insère à la face inférieure du quatrième métatarsien, dans le quart antérieur, à côté de l'origine du déducteur profond du troisième doigt (60).

*Fonction.* Légèrement déducteur du quatrième métatarsien.

*Comparaison.* Il n'y a pas de muscle homologue chez les Batraciens.

FURBRINGER, GADOW et HOFFMANN ne le citent pas.


## 72. Fléchisseur profond du cinquième tarsalien. (Pl. xix, fig. 29. Pl. xxi, fig. 38 et 39).

*Tarso digitalis ventralis fibularis* (36). FURBRINGER.
*Tarso digitalis quintus.* HOFFMANN.

C'est un petit muscle rectangulaire caché par le tendon du déducteur superficiel du cinquième doigt (1). Son origine tendineuse est située au bord postérieur du fibulaire, il recouvre la face inférieure de l'extrémité antérieure du cinquième tarsalien et se termine au bord antero-interne de la tubérosité externe de cet os.

*Fonction.* Fléchit le cinquième tarsalien.

*Comparaison.* Il n'y a pas de muscle homologue chez les urodèles.

FURBRINGER décrit une masse unique allant du calcanéus au cinquième métatarsien (cinquième tarsalien A. P.) et à la phalange basilaire du petit doigt (cinquième métatarsien A. P.)

GADOW n'en parle pas.

HOFFMANN décrit un muscle qui sort des os de la première rangée du tarse et de la partie proximale du cinquième métatarsien (cinquième tarsalien A.P.) et s'insère à la phalange basilaire du cinquième doigt (cinquième métatarsien A. P.).

## 73. Rotateur direct du pied. (Pl. xix, fig. 29. Pl. xxi, fig. 38, 39, 40 et 41).

*Tibio metatarsalis ventralis (?)* (30). FURBRINGER. HOFFMANN.
*Tibialis posticus* (22). GADOW.

C'est un muscle puissant de forme triangulaire situé au-dessous du fléchisseur des quatre premiers doigts (9, *f*). Son origine élargie se trouve à la moitié postérieure diaphysaire du fibula. Les fibres se dirigent en convergeant du côté interne et se transforment en un large tendon, qui se fixe à la face inférieure du pied au premier métatarsien et aux troisième et quatrième tarsaliens.

*Fonction.* Sert à faire tourner tout le pied pour appuyer fortement sur le sol sa partie antérieure et interne.

*Comparaison.* Correspond à la partie du muscle de même nom des urodèles, qui s'insère au fibula ; il correspond aussi en partie au muscle de même nom des anoures qui a été très modifié. L'insertion terminale varie beaucoup dans ces différents cas.

Aucun muscle ne correspond à la description donnée par FURBRINGER. Celui qui se rapproche le plus du rotateur direct du pied est le Tibio-metatarsalis ventralis, qui sortirait du tibia et du fibula et se terminerait aux têtes des trois premiers métatarsiens sur la face inférieure du pied.

GADOW le fait naître suivant les reptiles du fibula et du tibia (*Monitor, Lacerta* etc..) ou du fibula seul (*Ophryoessa*) ; quant au tendon terminal, il le fait arrêter à la face inférieure de l'os tarsale tibiale.

Hoffmann le fait insérer au tibia et au fibula, ou au fibula seul (*Iguana, Liolepis, Phrynosoma*); comme insertion inférieure, il indique les os de la première rangée du tarse et parfois les métatarsiens.

## 75. Rotateur direct du tibia. (Pl. xxi, fig. 38, 39, 40, 41. Pl. xxii, fig. 43, 45 et 46).

*Fibulo tibialis superior s. popliteus* (22). Furbringer. Hoffmann.

*Uromastix* : Ce muscle sort de la face interne de la tête du fibula ; ses fibres s'étalent en éventail et s'insèrent sur les faces inférieure et externe de la tête et du tiers antérieur de la diaphyse du tibia.

*Lacerta, Varanus, Gongylus* : Ce muscle est plus développé. Il naît de la face interne de la tête du fibula, soit directement, soit au moyen d'un tendon d'où partent également une partie des fibres du fléchisseur des quatre premiers doigts (9 *f*). Son insertion sur le tibia est aussi beaucoup plus développée et s'étend jusqu'à l'extrémité inférieure de la diaphyse de cet os.

Ce muscle est le plus profondément situé de tous les muscles de la jambe.

*Fonction*. Sert à maintenir réunis les deux os de la jambe.

*Comparaison*. Pas de muscle homologue chez les Batraciens. Gadow ne le décrit pas.

## 76. Extenseur commun des doigts. (Pl. xxii, fig. 43, 44).

*Epicondylo metatarsalis dorsalis medius* (25). Furbringer. Hoffmann.
*Extensor longus digitorum* (16). Gadow.

Ce muscle qui est superficiel, est situé sur la ligne médiane de la jambe. Son tendon d'origine assez long et mince sort de la base du fémur, au-dessus de la tubérosité externe du tibia ; tout à fait à l'extrémité inférieure, il est caché par le tendon d'insertion de l'extenseur superficiel du tibia (102-105). Le muscle se renfle alors et arrivé au tiers inférieur de la jambe, il se divise en deux parties, qui se terminent chacune par un tendon. Le plus interne s'insère au bord latéral externe du deuxième métatarsien, à son extrémité antérieure ; le tendon de la branche externe va se fixer d'une façon semblable au troisième métatarsien.

*Fonction.* Extenseur des deuxième et troisième métatarsiens.

*Comparaison.* Correspond au muscle de même nom des urodèles, mais présente un nombre de faisceaux beaucoup moins considérable.

FURBRINGER le fait insérer aux troisième et quatrième métatarsiens.

GADOW lui donne comme insertion ordinaire chez les sauriens la face dorsale ou les deux faces latérales du troisième métatarsien. Chez le *Cyclodus* il indique bien son insertion aux deuxième et troisième métatarsiens ; chez le *Lacerta viridis*, il l'a vu une fois se fixer aux troisième et quatrième métatarsiens.

HOFFMANN le fait terminer aux troisième et quatrième métatarsiens ou aux deuxième et troisième (*Iguana, Platydactylus, Liolepis*).


## 78-79. Extenseur superficiel du premier et du deuxième doigts. (Pl. xxii, fig. 43, 44, 45).

*Extensor hallucis proprius* (24). GADOW.


*Uromastix* : C'est une bande musculaire plate et assez large qui se trouve sur le cou de pied. Son insertion antérieure qui est musculaire est en partie cachée par des muscles de la jambe, elle forme une bande mince qui longe le bord externe du fibulaire et s'étend un peu sur le fibula. Le muscle descend obliquement vers les os du métatarse et se divise en deux rameaux. Le plus interne (78) suit le bord externe du premier métatarsien et s'insère à la base de l'os du côté externe. Le rameau externe (79), qui est traversé par la branche interne de l'extenseur commun des doigts (76), est un peu plus court et se fixe à la face supérieure du deuxième métatarsien, dans sa moitié antérieure.

*Gongylus* : Ce muscle va seulement au premier métatarsien ; il se divise en deux branches de dimensions presqu'égales, l'une se fixe au bord interne, l'autre au bord externe de l'os.

*Lacerta* : Même disposition que pour le Gongylus, mais ici la branche externe est très mince. La branche interne a une insertion qui s'étend le long du bord interne du premier métatarsien sur sa moitié inférieure.

*Varanus* ((Pl. xxii. fig. 45) : Le muscle ne possède plus que la branche interne, qui se fixe sur toute la longueur de la diaphyse du premier métatarsien, le long du bord interne de l'os.

*Fonction.* Elle varie avec ses insertions, mais elle est sans importance.

*Comparaison.* Correspond aux muscles de même nom des urodèles, et aux extenseurs superficiels des première et deuxième phalanges des anoures ; mais chez les sauriens le muscle au lieu de s'unir aux muscles sous-jacents, s'insère directement aux métatarsiens.

FURBRINGER ne le cite pas, à moins que ce ne soit le *Tibio-metatarsalis dorsalis brevis*, qui y correspond un peu commme position sur les figures, mais pas du tout comme description ; car ce muscle naît du quart inférieur du tibia et va au premier métatarsien. Il n'y a d'ailleurs chez le *Gongylus* aucun muscle répondant à cette description. GADOW le fait naître du fibula et terminer au premier métatarsien ; pour le *Lacerta* il indique un rameau allant au deuxième métatarsien.

## 81. Extenseur du premier doigt. (Pl. xxii, fig. 45).

*Fibulo tarso digitalis dorsalis* (28). FURBRINGER. HOFFMANN.
Nr. II α (25). GADOW.

*Varanus* et *Gongylus*. Ce muscle fusiforme est situé à la face antérieure du pied ; il sort par un court tendon des os de la première rangée du tarse, à une distance du bord interne égale à peu près au tiers de la largeur de l'os, immédiatement au-dessus de la surface d'articulation avec les os de la deuxième rangée du tarse. Il se dirige un peu obliquement du côté interne, et au niveau de la base du premier métatarsien, il confond ses fibres avec celles de l'extenseur profond sous-jacent.

*Uromastix, Lacerta.* Il n'existe pas.

*Fonction.* Contribue à l'extension du premier doigt.

*Comparaison.* C'est l'homologue du muscle de même nom des Batraciens.

FURBRINGER décrit un gros muscle qui sort du tibia et de l'astragale et qui se divise en cinq faisceaux, renforcés par des muscles profonds, sortant des métatarsiens. Il ne donne pas d'autres détails.

HOFFMANN décrit un gros muscle, qui chez certains sauriens sort de l'extrémité du tibia, et de la première rangée des os du tarse, chez les autres de l'extrémité du fibula et de la première rangée des os du tarse, chez beaucoup d'autres enfin de la première rangée du tarse et de l'extrémité proximale des métatarsiens. Il se diviserait ensuite en cinq muscles presqu'égaux, recevant des fibres de renforcement, et se rendant aux phalanges des cinq doigts.


## 82. Extenseur du deuxième doigt. (Pl. xxii, fig. 45).

*Fibulo tarso digitalis dorsalis* (28). FURBRINGER. HOFFMANN.
Nr. II β (25). GADOW.


*Varanus, Gongylus.* C'est un muscle semblable au précédent, il s'insère supérieurement au même point que lui, mais du côté externe, et réunit ses fibres à l'extenseur profond sous-jacent.

Manque chez l'*Uromastix* et le *Lacerta.*

*Fonction.* Contribue à l'extension du deuxième doigt.

*Comparaison.* C'est l'homologue des muscles de même nom des Batraciens, mais il ne se fixe pas isolément à la deuxième phalange comme celui des anoures.

FURBRINGER et HOFFMANN : voir le muscle (81).

GADOW le décrit indépendamment des muscles profonds et le fait terminer à la phalangine et à la phalangette, non à la phalange.

## 83. Extenseur du troisième doigt. (Pl. xxii, fig. 43, 44, 45, 46).

*Fibulo tarso digitalis dorsalis* (28). FURBRINGER. HOFFMANN.
Nr. II γ (25). GADOW.

C'est un muscle analogue aux deux précédents, son tendon d'origine naît du même point mais un peu plus du côté externe ; il descend sur la ligne médiane du troisième métatarsien et s'unit à l'extenseur profond sous-jacent.

*Fonction.* Contribue à l'extension du troisième doigt.

*Comparaison.* Correspond au muscle de même nom des anoures, mais s'unit à l'extenseur sous-jacent au lieu de se fixer isolément à l'os. Il n'a pas d'homologue chez les urodèles.

FURBRINGER et HOFFMANN : voir le muscle (81).

GADOW le décrit indépendamment de l'extenseur sous-jacent et le fait insérer seulement aux trois derniers segments.

## 84. Extenseur du quatrième doigt. (Pl. xxii, fig. 43, 44, 45, 46).

Nr. II δ (25). GADOW.
Nr. III α (26). GADOW.
*Fibulo tarso digitalis dorsalis* (28). FURBRINGER. HOFFMANN.

Ce muscle est formé par deux branches distinctes : l'une interne, l'autre externe. Je vais les décrire séparément. *Branche interne* (84′).

*Uromastix, Lacerta, Gongylus* : C'est un muscle fusiforme, pas très développé, situé à la face supérieure du pied, au-dessus du quatrième métatarsien. Son long tendon d'origine naît du même point que les extenseurs des trois premiers doigts (81, 82, 83). Arrivé à l'extrémité postérieure du métatarsien, le muscle se fusionne avec les autres extenseurs du quatrième doigt.

*Varanus* (Pl. xxii, fig. 45) : Cette branche présente une tête accessoire, qui nait un peu plus du côté interne que la branche externe.

*Branche externe* (84″).

C'est un muscle fusiforme situé au bord externe du précédent et beaucoup plus développé. Son long tendon d'origine, caché par l'extenseur superficiel des premier et deuxième doigts (78-79), sort de l'angle supéro-externe du fibulaire. Le muscle descend le long du quatrième métatarsien, et à la base de cet os s'unit à l'extenseur profond sous-jacent, ainsi qu'à la branche interne.

*Fonction.* Extenseur du quatrième doigt, la branche interne joue un peu le rôle d'adducteur.

*Comparaison.* Chez les urodèles l'extenseur du quatrième doigt n'est pas divisé en deux branches ; chez les anoures il y a bien deux branches, mais elles se fixent isolément, la branche interne à la phalange et la branche externe à la phalanginette.

Furbringer et Hoffmann : voir le muscle (81).

Gadow. La description de la branche interne est exacte ; le muscle qui correspond à la branche externe est, (je suppose) Nr. III. α, mais ce muscle aurait un tendon spécial allant aux trois derniers segments seulement.


## 85. Extenseur du cinquième doigt. (Pl. xxii, fig. 43, 44, 45, 46).

*Fibulo tarso digitalis dorsalis* (28). Furbringer. Hoffmann.
Nr. III β (26). Gadow.


*Uromastix* : Le tendon qui ramène le cinquième doigt à l'extension, est semblable aux tendons correspondants des autres doigts ; il suit la ligne médiane du doigt et se termine à la face supérieure de la tête de la phalangette et à chaque articulation il donne un rameau profond, qui se fixe à la tête du segment correspondant ; de plus ici il en donne un au métatarsien, ce qui n'a pas lieu aux autres doigts. Son extrémité antérieure se continue du côté interne par un tendon qui sort de l'angle externe de la tête du quatrième métatarsien ; du côté externe elle se continue par un autre tendon qui naît du bord externe du cinquième tarsalien au point où le tendon du déducteur superficiel du cinquième doigt (1) a un point d'insertion.

En son milieu et sur sa face inférieure il reçoit les fibres d'un petit muscle dout l'origine se trouve au milieu de la face supérieure du cinquième tarsalien.

*Varanus* (fig. 45): Disposition semblable, mais, la partie musculaire naît de l'angle supéro-externe du fibulaire, au point d'origine de la branche externe de l'extenseur du quatrième doigt (84).

*Lacerta* et *Gongylus* : Je n'ai pu voir nettement la partie musculaire à cause de ses faibles dimensions.

*Fonction.* Extenseur du cinquième doigt.

*Comparaison.* Correspond au muscle de même nom des urodèles et à l'extenseur de la cinquième phalange des anoures.

FURBRINGER et HOFFMANN. Voir le muscle (81).

GADOW décrit un muscle profond Nr. III β (26) dont je n'ai pas pu comprendre l'insertion supérieure ; dans la figure il est très développé et son tendon se fixerait aux trois derniers segments du cinquième doigt.


**87. Extenseur profond du premier doigt. (Pl. xxii, fig. 43, 44, 45, 46).**

Nr. IV α (27). GADOW.
*Fibulo tarso digitalis dorsalis* (28). FURBRINGER. HOFFMANN.


Ce muscle qui recouvre le premier métatarsien s'insère sur presque toute la surface supérieure de la partie diaphysaire de cet os ; à son extrémité postérieure, il reçoit chez le *Varanus* et le *Gongylus* les fibres de l'extenseur du premier doigt (81). Au niveau de l'articulation métatarso-phalangienne, il se transforme en un tendon, qui suit la face supérieure du premier doigt et s'insère à la face supérieure de la tête de la phalangette. De sa face intérieure un court tendon se détache au niveau de la tête de la phalange et s'y fixe.

Ce tendon n'est pour ainsi dire qu'une partie individualisée d'une aponévrose, qui recouvre tout le doigt.

*Fonction.* Extenseur du premier doigt.

*Comparaison.* Correspond au muscle de même nom des anoures, mais ce dernier est divisé en deux parties, ce que nous retrouverons également chez les autres extenseurs profonds des sauriens.

Furbringer et Hoffmann : Voir le muscle (81).

Gadow n'indique pas qu'il y ait un tendon unique pour l'extenseur profond et l'extenseur du premier doigt.


## 88. Extenseur profond du deuxième doigt. (Pl. xxii, fig. 43, 44, 45, 46).

*Fibulo tarso digitalis dorsalis* (28). Furbringer. Hoffmann.
Nr. IV α (27). Gadow.


Ce muscle est comme chez les anoures divisé en deux branches distinctes : la branche interne et la branche externe que je vais décrire séparément.

### Branche interne (88').

C'est un petit muscle fusiforme dont l'origine charnue est au bord supéro-externe de la moitié antérieure du premier métatarsien. Chez le *Varanus* quelques fibres naissent du tendon adducteur du deuxième doigt (63). L'origine est plus ou moins cachée par l'extenseur superficiel des premier et deuxième doigts (78-79). Le muscle se dirige obliquement du côté externe et recouvre une partie du bord interne du deuxième métatarsien, au niveau de la base de cet os il s'unit à la branche externe.

### Branche externe (88'').

C'est un muscle fusiforme dont l'insertion charnue est fixée à la plus grande partie de la face supérieure du deuxième métatarsien. Au niveau de la base de cet os il s'unit aux autres extenseurs du deuxième doigt ; le tendon commun, qui en résulte ressemble à celui du premier doigt. Il recouvre la surface supérieure du deuxième doigt et va se fixer à la face supérieure de la tête de la phalangette. Au niveau de chaque articulation il détache un rameau profond, qui s'insère à la tête du segment correspondant.

*Fonction.* Extenseur du deuxième doigt, la branche interne joue aussi le rôle d'adducteur, comme le montrent d'ailleurs, chez le Varanus, ses rapports avec l'adducteur sous-jacent.

*Comparaison*. Correspond au muscle de même nom des Batraciens, mais ici il y a la même modification que chez les anoures, c'est-à-dire la division en deux branches, l'interne naissant du premier métatarsien et l'externe du deuxième. D'autre part la réunion des différents extenseurs du deuxième doigt en un muscle unique rappelle les urodèles. La disposition des extenseurs des sauriens est intermédiaire entre celles que l'on remarque dans les deux groupes de Batraciens.

## 89. Extenseur profond du troisième doigt. (Pl. xxii, fig. 43, 44, 45, 46).

*Fibulo tarso digitalis dorsalis* (28). FURBRINGER. HOFFMANN.
Nr. IV α (27). GADOW.

Ce muscle ressemble en tout point au muscle précédent. Même description et mêmes remarques, mais relatives au troisième doigt.

## 90. Extenseur profond du quatrième doigt. (Pl. xxii, fig. 43, 44, 45, 46).

*Fibulo tarso digitalis dorsalis* (28). FURBRINGER. HOFFMANN.
Nr. IV α (27). GADOW.

La branche interne (90′) est analogue à la branche correspondante des autres doigts.

Chez le *Varanus*, le *Lacerta* et le *Gongylus*, la branche externe (90″) est bien développée et ressemble à celle des muscles correspondants des autres doigts ; chez l'*Uromastix*, au contraire, elle n'existe pas ou est représentée par quelques fibres.

## 91. Extenseur accessoire du cinquième doigt. (Pl. xxii, fig. 43, 44, 45, 46).

*Uromastix, Lacerta, Gongylus* : C'est un petit muscle presque complétement caché par les muscles plus superficiels, son insertion charnue est à la partie supérieure du pied, sur la face externe du fibulaire, et s'étend un peu sur la base du fibula. Cette insertion suit donc le bord externe de l'insertion de l'extenseur superficiel des premier et deuxième doigts (78-79) et de la branche externe de l'extenseur du quatrième doigt (84″). Ce muscle se transforme en un court tendon, qui se fixe à l'angle externe de la tête du quatrième métatarsien, au point d'où part une des origines tendineuses de l'extenseur du cinquième doigt. Ce muscle semble donc destiné plutôt au cinquième qu'au quatrième doigt.

*Varanus* : Ce muscle est très court et son origine se trouve au bord postérieur du fibulaire au point d'où naissent la branche externe de l'extenseur du quatrième doigt (84″) et l'extenseur du cinquième doigt (85).

*Fonction.* Adducteur du cinquième doigt et déducteur du quatrième.

*Comparaison.* Il est difficile de lui trouver un homologue chez les Batraciens, à moins de le considérer comme correspondant aux branches internes des extenseurs profonds des autres doigts des sauriens.

FURBRINGER, GADOW et HOFFMANN n'en parlent pas.


## 94. Extenseur tarsien externe. (P. XXII, fig. 43, 44).

*Peroneus posterior* (19). GADOW.
*Femoro metatarsalis dorsalis.* HOFFMANN.


C'est un muscle superficiel qui occupe le bord externe de la jambe. Son insertion d'origine se trouve à la face externe de la tête du fémur et sur une partie de la face externe de la tête du fibula. Le muscle fusiforme qui en provient descend le long de la jambe et au niveau du dernier tiers du fibula se continue par un tendon, qui passe en-dessous du bord externe du fibulaire et revient à la face supérieure du pied se fixer à la face supérieure du cinquième tarsalien, en un point qui correspond à la tubérosité externe de cet os sur l'autre face.

Pour empêcher le glissement du tendon terminal, une lame aponévrotique le relie à celui du déducteur superficiel du cinquième doigt (1).

Chez le *Varanus* et le *Lacerta* le tendon inférieur donne un rameau qui se fixe à l'angle externe du quatrième métatarsien.

Chez l'*Uromastix* ce tendon naît au point où le tendon principal s'insère sur le cinquième tarsalien.

Chez le *Lacerta* et le *Gongylus* le bord interne de ce muscle se confond avec l'extenseur du cinquième tarsalien (98) sauf à ses deux extrémités.

*Fonction*. Extenseur du cinquième tarsalien.

*Comparaison*. Correspond au muscle de même nom des Batraciens.

Furbringer le décrit avec l'extenseur du cinquième tarsalien (98) ; il n'indique pas l'insertion fémorale.

Hoffmann le fait naître du fémur seulement (du fibula chez le *Platydactylus*) et lui donne comme insertion inférieure le cinquième ou le quatrième tarsalien.

Gadow n'indique aussi que l'insertion fémorale.


**97. Extenseur du premier métatarsien.** (Pl. xxi, fig. 38. Pl. xxii, fig. 43, 44).

*Tibialis anticus* (17). Gadow.
*Tibio metatarsalis longus* (24). Furbringer. Hoffmann.


C'est un muscle superficiel, assez volumineux, situé à la face supérieure de la jambe. Sa large insertion antérieure charnue recouvre une partie de la tubérosité supérieure du tibia, au-dessous du point d'insertion du tendon de l'extenseur superficiel du tibia (102-105). Son insertion s'étend sur la face interne de la diaphyse tibiale en devenant de plus en plus étroite à mesure qu'elle se rapproche du tarse. Les fibres musculaires forment un faisceau conique, qui se fixe directement et à l'aide d'un tendon au bord latéral interne de la tête du premier métatarsien. Le tendon se continue le long du bord interne du premier doigt et se fixe au bord interne de la tête de la phalange et de la phalangette en s'unissant chaque fois plus ou moins à la capsule articulaire.

Dans le *Lacerta* et le *Gongylus*, je n'ai pu suivre le tendon au-delà du métatarsien.

*Fonction.* Il est extenseur du premier métatarsien et adducteur du premier doigt.

*Comparaison.* Il n'y a pas de muscle homologue chez les Batraciens.

FURBRINGER et HOFFMANN lui donnent le métatarsien comme insertion inférieure.


## 98. Extenseur du cinquième tarsalien. (Pl. xxi, fig. 38. Pl. xxii, fig. 43, 44).

*Fibulo metatarsalis dorsalis* (26). FURBRINGER. HOFFMANN.
*Peroneus anterior* (18). GADOW.


*Uromastix* et *Varanus* : C'est un muscle superficiel situé entre l'extenseur commun des doigts (76) et l'extenseur tarsien externe (94). Son insertion charnue recouvre presque toute la face supérieure du fibula.

Ce muscle qui est assez volumineux se transforme à la hauteur du tarse en un tendon, qui passe sous celui de l'extenseur tarsien externe (94) et s'insère à l'angle antéro externe du cinquième tarsalien.

*Lacerta* et *Gongylus* : Ce muscle comme nous l'avons vu se soude plus ou moins en son milieu avec l'extenseur tarsien externe (94).

*Fonction.* Vu la proximité de son insertion avec la face articulaire du cinquième tarsalien, il doit peu servir à l'extension, c'est plutôt un déducteur.

*Comparaison.* Il n'y a pas de muscle homologue chez les Batraciens.

GADOW, chez les lacertiliens, le fait insérer principalement à la face supérieure de la tête du quatrième métatarsien et indique un fort prolongement de ce tendon, qui irait à la face externe de la tête de la phalange du quatrième doigt.

HoFFMANN indique comme insertion inférieure le cinquième ou le quatrième tarsalien.


### 101. Interosseux de la jambe. (Pl. xxi, fig. 38. Pl. xxii, fig. 43, 45, 46).

*Fibulo tibialis inferior* (23). FURBRINGER.
*Interosseus cruris* (23). GADOW.
*Fibulo tibialis inferior*. HOFFMANN.


C'est un muscle en forme de trapèze situé à la face supérieure de la jambe, entre le rotateur direct du pied (73) et le ligament fibulo-tibial inférieur. Il est caché par les différents muscles situés à la face supérieure de la jambe. Sa petite base s'insère à la face externe du tiers inférieur du tibia et sa grande base, de dimension un peu plus considérable, est à la face interne du fibula.

*Varanus*: Ses fibres s'étalent en outre sur la face supérieure des os de la première rangée du tarse.

*Fonction.* Relie le fibula au tibia.

*Comparaison.* C'est l'homologue du muscle de même nom des urodèles.


### 102-105. Extenseur superficiel du tibia. (Pl. xxii, fig. 43, 44. Pl. xxiii, fig. 47, 48, 50, 51).

Ce muscle est formé par quatre têtes, qui ont souvent été considérées comme des muscles distincts; je vais les décrire séparément.


### 102. Tête externe inférieure. (Pl. xxiii, fig. 47, 48).

*Extensor tibialis* (2). GADOW.
*Ileo tibialis, s. Rectus femoris externus* (21. *b*). FURBRINGER. HOFFMANN.


C'est un muscle volumineux, superficiel qui recouvre du côté externe la face supérieure de la cuisse. Il sort par une large aponévrose de la face interne de la branche sacrée de l'ilion, dont il recouvre presque tout le bord supérieur. Au milieu de la cuisse il s'unit à la tête externe supérieure (103) et se confond au même niveau plus ou moins avec la tête profonde (105). Cette jonction a lieu plus ou moins loin de la base du fémur suivant les sauriens.

*Comparaison.* Elle correspond à la tête du même nom que l'on trouve chez les Batraciens.

### 103. Tête externe supérieure. (Pl. xxiii, fig. 47, 48, 51, 52).

Ce muscle est peu développé et regardé par les différents auteurs comme un faisceau de la tête interne. Il naît de l'ilion à côté et au bord supérieur du précédent, le suit quelque temps et finit par s'unir à lui.

*Comparaison.* C'est l'homologue de la tête du même nom des urodèles. On sait que chez les anoures elle a subi un déplacement assez considérable.

Gadow le considère comme faisant partie du muscle précédent.

Pour Furbringer et Hoffmann c'est sans doute la tête iliaque du muscle suivant.

### 104. Tête interne. (Pl. xxiii, fig. 48, 50, 51, 52).

*Ambiens* (1). Gadow.
*Ileo pectineo tibialis, s. Rectus femoris internus* (21. *a*). Furbringer. Hoffmann.

C'est un muscle également superficiel qui recouvre la face supérieure de la cuisse du côté interne. Son tendon d'origine se fixe au pubis au-dessus de la cavité cotyloïde, il se renfle fortement et au niveau du milieu de la cuisse, il s'unit au muscle précédent, et ensuite à la tête profonde (105).

*Comparaison.* Il n'y a pas de muscle homologue chez les urodèles ; chez les anoures la tête interne naît à la limite de l'ilion et du pubis, mais plutôt du premier que du second.

Furbringer le fait naitre en partie de l'épine pubienne et en partie de l'ilion au-dessus de l'acetabulum.

Hoffmann dit que chez la plupart des sauriens il naît du pubis mais que chez le *Plalydactylus* et le *Liolepis* il a deux têtes, l'une issue du pubis, l'autre de l'ilion. Cette dernière est peut-être la tête, externe supérieure.

Gadow. Il fait naître ce muscle de l'ilion chez les *Monitor*, *Lacerta, Cnemidophorus* et *Cyclodus* ; et du pubis chez les *Iguana*, *Ophryoessa, Phrynosoma* et *Ptynodactylus*.

## 105. Tête profonde. (Pl. xxiii, fig. 47, 48, 50, 52).

*Femoro tibialis externus, s. vastus externus* (21. c). Furbringer. Hoffmann.
*Femoro tibialis internus, s. vastus internus* (21. d). Furbringer. Hoffmann.
*Femoro tibialis* (3) Gadow.

Ce muscle recouvert par les précédents est situé à la face antérieure de la cuisse ; son insertion recouvre à peu près complètement toute la diaphyse du fémur. Un peu avant d'arriver à la base de cet os, ses fibres reçoivent celles des têtes précédentes.

*Varanus* et *Gongylus*: Le muscle est séparé en deux : une moitié externe et une moitié interne. Le ventre interne ne s'unit aux autres muscles que très près du genou.

*Comparaison*. Il n'y a pas de muscle homologue chez les Batraciens.

Du muscle commun part un large tendon qui recouvre l'articulation du genou et va s'insérer à la tubérosité supérieure du tibia. Une lame aponévrotique, qui en dépend, s'étend également sur la tête du fibula, où elle se fixe après avoir recouvert les insertions supérieures de l'extenseur commun des doigts (76) et de l'extenseur tarsien externe (94).

*Fonction*. Extenseur de la jambe, mais principalement du tibia.

## 106. Adducteur antérieur du tibia. (Pl. xix, fig. 28. Pl. xxiii, fig. 50, 51).

*Ileo pectineo (pubo)-pubo-ischio (ischio)-tibialis, s. gracilis* (18). FURBRINGER.
*Pubi ischio tibialis* (10). GADOW.
*Pubo ischio tibialis, s. gracilis*. HOFFMANN.

Ce muscle est généralement décrit avec les deux autres adducteurs du tibia par les différents auteurs. Il est presque confondu avec l'adducteur moyen chez l'Uromastix, mais il est bien individualisé chez le *Varanus*, le *Lacerta* et le *Gongylus*.

Chez le *Varanus*, où il est le plus isolé, ce muscle sort d'un tendon large et court, qui s'attache en partie à l'épine pubienne, en partie au tendon du rotateur inverse du tibia sous-jacent (117). Chez l'uromastix le tendon d'origine s'attache uniquement à l'épine pubienne. La bande musculaire s'étend alors le long de la face interne de la jambe, recouvrant un peu le bord inférieur de la tête interne de l'extenseur superficiel du tibia (104) et de la tête profonde (105) du même muscle. A la hauteur du genou elle se continue par un tendon qui chez l'*Uromastix*, le *Lacerta* et le *Gongylus* s'accole au tendon du muscle suivant, et s'insère à la face interne de la tête du tibia à une petite distance de l'angle interne ; il peut contracter quelques adhérences avec la capsule articulaire du genou.

Chez le *Varanus* le tendon inférieur d'insertion est indépendant ; et se fixe à peu près à la même place, mais il s'étale beaucoup plus, et va rejoindre en haut le tendon de l'extenseur superficiel du tibia (102-105). En bas, il est séparé du tendon de l'adducteur moyen du tibia (107) par la tête interne du déducteur superficiel du cinquième doigt (1). Cette particularité se retrouve chez le *Gongylus*.

*Fonction*. Adducteur de la jambe.

*Comparaison*. Il correspond à une partie de l'adducteur du tibia des urodèles et à l'adducteur antérieur des anoures qui, comme nous l'avons vu, contracte des adhérences plus ou moins intimes avec les autres adducteurs du tibia, suivant les espèces.

## 107. Adducteur moyen du tibia. (Pl. xix, fig. 28, 29. Pl. xxiii, fig. 50, 51).

*Ileo pectineo (pubo)-pubo ischio (ischio)-tibialis, s. gracilis* (18). FURBRINGER.
*Pubi ischio tibialis* (10). GADOW.
*Pubo ischio tibialis, s. gracilis*. HOFFMANN.

C'est un large muscle triangulaire situé le long du bord inférieur du précédent ; il naît en partie du ligament pubo-sciatique et en partie aussi du ligament ilio-sciatique. Le ligament pubo-sciatique sort de l'épine pubienne, se dirige obliquement vers la ligne médiane, et sa partie inférieure étalée se fixe à la symphyse sciatique. Le ligament ilio-sciatique sort de l'extrémité postérieure de la branche sacrée de l'ilion, contourne la face inférieure de la cuisse et vient rejoindre le ligament précédent à l'extrémité postérieure de la symphyse sciatique.

Chez le *Gongylus* un faisceau de fibres recouvre l'extrémité postérieure étalée du ligament pubo sciatique et naît directement de la symphyse sciatique.

Les fibres se dirigent en convergeant vers la jambe et se fixent par un tendon large et court à la face interne de la tête du tibia. A son bord inférieur le tendon s'épaissit et s'arrondit.

*Comparaison.* Correspond en partie à l'adducteur du tibia des urodèles ; si on examine ses rapports avec le muscle précédent et avec le muscle suivant, on ne peut guère douter qu'il ne soit l'homologue du muscle de même nom des anoures ; surtout si on prend ce dernier muscle chez le *Discoglossus* ou le *Bombinator*. En examinant attentivement ce muscle chez l'Uromastix par exemple, on voit qu'il semble formé de deux branches en partie fusionnées.

## 108. Adducteur postérieur du tibia. (Pl. xix, fig. 28. 29. Pl. xxiii, fig. 50. 51).

*Ileo pectineo (pubo)-pubo ischio (ischio)-tibialis, s. gracilis* (18). Furbringer
*Pubi ischio tibialis* (10). Gadow.
*Pubo ischio tibialis-s. gracilis.* Hoffmann.

Muscle superficiel également peu épais, qui naît du ligament ilio-sciatique et dont les fibres recouvrent la face inférieure de la cuisse. Elles convergent rapidement et se transforment en un teudon rond et fort, qui se fixe à côté du bord inférieur du précédent à l'angle interne du tibia, au niveau du commencement du deuxième tiers de l'os.

*Fonction.* Ces trois muscles par leur réunion servent à l'adduction du tibia ; ils peuvent aussi, au moins les deux derniers, servir à la flexion de la jambe en combinant leur action à celle du Déducteur du fibula (113).

*Comparaison.* Cette partie ne se trouve pas chez les Urodèles où le fléchisseur du tibia (110) est visible extérieurement, mais il est homologue du muscle de même nom des anoures.

## H. Muscle hyposciatique. (Pl. xxiii, fig, 50. 51. 52).

C'est un petit muscle triangulaire, qui ne fait pas à proprement parler partie des muscles de la cuisse.

Il est superficiel à la face antérieure du bassin ; il nait de cartilage hyposciatique, se dirige vers l'extérieur et se termine au bord du ligament ilio-sciatique.

Il contribue donc à la contraction des muscles qui sortent de ce ligament.

## 110. Fléchisseur du tibia. (Pl. xix, fig. 28. 29. Pl. xxi, fig. 38. Pl. xxiii, fig. 50. 52).

*Pubo ischio (ischio)-tibialis sublimis posterior* (17). Furbringer.
*Flexor tibialis internus* (I et II). Gadow.
*Ischio-tibialis sublimis posterior.* Hoffmann.

Ce muscle qui contracte souvent des adhérences avec l'Adducteur postérieur du tibia (108), qui le recouvre, occupe la face inférieure de la cuisse. C'est un muscle assez épais, la majeure partie de ses fibres sortent du ligament ilio-sciatique, et le reste de l'ischion, tantôt de l'épine sciatique, comme dans l'*Uromastix* ou le *Lacerta*, tantôt du voisinage de la symphyse sciatique. quand cette épine n'existe pas comme dans le *Varanus*.

Arrivé au pli du genou le muscle se comporte de deux façons différentes. Chez le *Varanus* et le *Gongylus*, il se fixe à la face postérieure du tibia sur presque toute sa largeur, et cette insertion est immédiatement en dessus de l'origine du Déducteur superficiel du cinquième doigt (1).

Chez l'*Uromastix* il se divise en deux branches. La plus faible se fixe à la face inférieure de la tubérosité interne du tibia, à son extrémité antérieure, l'autre branche plus épaisse va unir son tendon à celui du Rotateur inverse du tibia (117) et tous deux s'insèrent en un point symétrique de la tubérosité externe du tibia. Entre les deux branches passe la tête du Déducteur superficiel du cinquième doigt (1), qui part du fémur.

Le *Lacerta* présente à l'extrémité postérieure du muscle une division analogue, bien qu'aucune partie du Déducteur superficiel du cinquième doigt ne se fixe au fémur. La branche externe se fixe au tibia comme pour l'*Uromastix*, mais indépendamment du Rotateur inverse du tibia (117).

*Fonction.* Fléchisseur de la jambe, et particulièrement du tibia.

*Comparaison.* Correspond au muscle du même nom des Urodèles; il suffit de comparer ce muscle chez la *Salamandra* et le *Varanus.* Il correspondrait alors au long fléchisseur du femur des anoures. Pour GADOW c'est l'homologue du Fléchisseur externe de la jambe (115) des Urodeles. Le fléchisseur du tibia de ces mêmes batraciens correspondrait à un des adducteurs du tibia (106-108).

FURBRINGER et HOFFMANN lui donnent comme insertion inférieure, soit le condyle externe du tibia, soit la partie antérieure externe de cet os.

GADOW décrit trois parties : les deux premières plus ou moins distinctes suivant les sauriens, se fixeraient inférieurement au *collum tibiæ et fibulæ* chez le *Monitor* et chez l'*Hydrosaurus*, qui sont très voisins du *Varanus* et chez le *Cyclodus* qui est placé dans la classification tout près du *Gongylus.* La troisième tête décrite par GADOW se sépare immédiatement des deux précédentes et va rejoindre le muscle *Flexor tibialis externus.* (Fléchisseur externe de la jambe (115) A.P.). Aussi je la regarde comme une des origines de ce dernier muscle.

## 111-112. Déducteur caudal inférieur de la cuisse.
(Pl. XXI, fig. 38. Pl. XXIII, fig. 47. 49. 50. 51. 52. 53)

*Coccygo femoralis longus, s. pyriformis* (6). FURBRINGER
*Caudi femoralis* (7). GADOW.

C'est une muscle triangulaire très puissant, qui appartient à la musculature de la queue. Il est situé à la face ventrale, ses fibres partent du corps de la deuxième vertèbre sacrée, et des corps, des apophyses transverses et des hémapophyses des vertèbres caudales. Cette insertion s'étend plus ou moins loin du côté de la queue (jusqu'à la septième vertèbre caudale chez l'*Uromastix*). A la hauteur du bassin le muscle se dirige vers l'extérieur et va se fixer au fémur par un certain nombre de fibres, qui s'insèrent à la face inférieure de la tête du fémur et à la face externe du trochanter interne. Le reste des fibres se continue par un large tendon, qui recouvre la face interne de la région trochantérienne du fémur immédiatement en avant de l'insertion de la tête profonde de l'Extenseur superficiel du tibia (105).

Du bord postérieur de ce tendon s'en détache un deuxième qui est rond, et qui court à une petite distance du fémur et paralèllement à cet os. Arrivé à la base du femur il se fixe légèrement au-dessus du condyle externe à côté de l'origine du Fléchisseur superficiel des doigts (2), puis passant sous le Rotateur direct du tibia (75), il se fixe au bord externe de la tête du tibia.

*Fonction.* C'est le muscle qui joue le rôle principal dans la marche. Il tire fortement la cuisse en arrière ; tout en lui donnant grâce à son large tendon un mouvement de rotation assez prononcé dans le sens direct.

La queue qui était concave et dont la partie postérieure formait un angle obtus avec la cuisse est donc redressée et tend à former un angle aigu avec la cuisse. Il en résulte une projection de tout le corps en avant, de plus le mouvement de rotation du fémur, qui s'exécute en ce moment produit une adhérence au sol beaucoup plus considérable de la part des quatre premiers doigts.

*Comparaison.* Correspond au muscle de même nom des Urodèles. Chez ces derniers le muscle s'unit au bord inférieur du Fléchisseur du tibia (110). Chez les Sauriens le bord de ce muscle est représenté par le long tendon (111). Il n'y a pas de muscle homologue chez les anoures.

## 113. Déducteur du fibula. (Pl, xix, fig. 28. 29. Pl. xxii, fig. 43. 44. Pl. xxiii, fig. 47. 48).

*Ileo fibularis, s. glutæus maximus* (15). FÜRBRINGER.
*Ilio fibularis* (4). GADOW.
*Ileo fibularis.* HOFFMANN.

C'est un muscle superficiel, situé à la face externe de la cuisse, le long de la tête externe inférieure et de la tête profonde de l'Extenseur superficiel du tibia. Il forme un ruban mince et étroit dont le court tendon d'origine sort de la face externe de la branche sacrée de l'ilion, au-dessous de l'insertion de la tête inférieure externe de l'Extenseur superficiel du tibia (102). Le tendon terminal en partie recouvert par l'origine de l'Extenseur tarsien externe (94) se fixe sur l'angle antérieur du col du fibula.

*Fonction.* Quand il agit seul, il est déducteur de la jambe, il est fléchisseur, si son action se combine avec celle des Adducteurs du tibia.

*Comparaison.* C'est l'homologue du muscle de même nom des Batraciens.

## 115. Fléchisseur externe de la jambe. (Pl. xix, 28. 29. Pl. xxi, fig. 38. Pl. xxiii, fig. 48. 52).

*Ileo ischiadico tibialis proprius* (16). FÜRBRINGER. HOFFMANN.
*Flexor tibialis internus* Pars III (9). GADOW.
*Flexor tibialis externus* (8). GADOW.

C'est un muscle superficiel situé à la face inférieure de la cuisse entre le muscle précédent et l'Adducteur postérieur du tibia (108), il recouvre en partie le Fléchisseur du tibia (110). Ce muscle assez volumineux sort du ligament ilio-sciatique ; ses fibres vont en convergeant jusqu'au niveau de l'articulation fémoro-tibiale. Il reçoit du côté interne un faisceau de fibres, qui naissent au même point que le Fléchisseur du tibia (110) et viennent se réunir à son large tendon, que je vais décrire. Chez le *Gongylus,* cette branche interne très peu volumineuse se change en un tendon à partir du milieu de la cuisse.

Le Fléchisseur externe de la jambe donne d'abord un tendon rond, qui s'unit au Déducteur superficiel du cinquième doigt (1) et dont il suit le bord externe. Il fournit encore un large tendon, qui se dirige normalement au tibia et se fixe à la face externe de la tête de cet os, à côté de l'insertion du Fléchisseur du tibia (110). C'est au bord antérieur de ce tendon, que vient aboutir la branche interne du muscle, et c'est de son bord postérieur que part chez le *Varanus*, le *Lacerta* et le *Gongylus* la tête accessoire du Fléchisseur des quatre premiers doigts (9, *f*).

*Fonction*. Fléchisseur de la jambe.

*Comparaison*. C'est l'homologue du muscle de même nom des Urodèles, mais chez ces derniers il n'y a point d'insertion au tibia. Par son origine et par ses rapports avec le Fléchisseur profond des quatre premiers doigts, c'est la branche interne du Fléchisseur externe de la jambe et la tête accessoire du Fléchisseur profond des quatre premiers doigts qui répondraient surtout au muscle des urodèles. Il correspond aussi au Fléchisseur de la jambe des anoures, mais dans ce cas il y a insertion inférieure au fémur seulement.

Sous le nom d'*Ileo-ischiadico-tibialis proprius*, FURBRINGER ne décrit évidemment que la branche principale, qu'il fait insérer au condyle externe du tibia. Mais sur ses figures on voit en outre un muscle (7′) qui est, d'après lui, une branche du *Coccygo-femoralis brevis s. subcaudalis* (7). (Déducteur caudal supérieur de la cuisse, 116. A. P.) et dont le long tendon se confond à son extrémité postérieure avec la partie interne du *Gastrocnemius* (Déducteur superficiel du cinquième doigt, 1. A. P.). Ce muscle occupe dans l'animal la place de la branche interne du Fléchisseur externe du tibia, mais celle-ci n'a aucun rapport avec les muscles de la queue.

GADOW le fait naître en général de l'ilion ; quant au long tendon terminal il le fait aboutir à la tête du fibula.

HOFFMANN. Donne la même description que FURBRINGER, mais il ajoute, que chez le *Liolepis* et le *Platydactylus* il se fixe au bord interne de la tête du tibia.

## 116. Déducteur caudal supérieur de la cuisse.
(Pl. xxiii, fig. 47. 49).

*Coccygo femoralis brevis, s. subcaudalis* (7). Furbringer.
*Caudali ilio femoralis* (6). Gadow.
*Coccygo femoralis brevis.* Hoffmann.

C'est un muscle triangulaire situé à la face dorsale de la queue et qui recouvre en partie l'extrémité antérieure du Déducteur caudal inférieur de la cuisse (112). Ses fibres naissent de la face inférieure des apophyses transverses de la deuxième vertèbre sacrée et d'un certain nombre de vertèbres candales. (Les cinq premières chez l'*Uromastix*, les quatre premières chez le *Varanus*). Ces fibres se dirigent en convergeant vers l'extérieur, passent sous le Fléchisseur externe de la jambe, et se fixent avec celles du Déducteur caudal inférieur de la cuisse, (dont on ne peut les séparer à leur extrémité antérieure), à la face externe de la crête fémorale. Au milieu de sa longueur le muscle est coupé en deux par le tendon ilio-sciatique, de sorte que son extrémité postérieure aboutit à ce tendon, d'où sa partie antérieure semble tirer son origine. Quelques fibres naissent même de l'extrémité postérieure de la branche sacrée de l'ilion, au voisinage du point d'insertion du tendon ilio-sciatique.

*Fonction.* Comme le déducteur caudal inférieur, il rapproche la cuisse de la queue.

*Comparaison.* C'est l'homologue du muscle de même nom des Urodèles ; il correspondrait également au coccy-fémoral des anoures.

Hoffmann et Furbringer le font naître des vertèbres et insérer au fémur au moyen d'un tendon ; ils citent un prolongement de ce tendon, qui se poursuivrait dans le muscle *Pubo-ischio-tibialis profondus* (20) Adducteur du fémur (118) A. P.) et dans le muscle *Gastrocnemius* (29) (Déducteur superficiel du cinquième doigt 1. A. P.).

Gadow donne une description analogue à la mienne pour le *Cnemidophorus*, le *Lacerta* et l'*Iguana* ; au contraire il n'indique pas d'insertion aux vertèbres, mais seulement à l'ilion et au ligament ilio sciatique chez l'*Hydrosaurus*, le *Monitor*, l'*Ophryoessa*, le *Phrynosoma* et le *Cyclodus*.


## 117. Rotateur inverse du tibia. (Pl. xix, fig. 28. 29. Pl. xxi, fig. 38. Pl. xxiii, fig. 50. 52).

*Ileopectineo (pubo) tibialis profundus* (19). Furbringer.
*Pubi tibialis* (12). Gadow.
*Pubi ischio tibialis profundus*. Hoffmann.


*Uromastix* et *Varanus*. C'est un muscle en forme de ruban mince et étroit, qui est recouvert par tout le groupe des Adducteurs du tibia (106-108). Il a deux têtes : la plus superficielle sort d'un très court tendon, où se termine une partie de fibres de l'Extenseur du fémur (121), et qui s'étend sur l'"épine pubienne. La tête profonde qui est très développée naît par un petit tendon, qui s'insère sur la branche articulaire du pubis immédiatement au-dessus de l'origine de la tête interne de l'Extenseur superficiel du tibia (104). Le muscle contourne la face interne de l'Extenseur superficiel du tibia et passant obliquement sous le Féchisseur du tibia (110) il va s'insérer par un court tendon à la tubérosité externe du tibia.

Chez le *Lacerta* et le *Gongylus* je n'ai pu isoler la branche profonde ; même description pour le reste.

*Fonction*. C'est un adducteur du membre postérieur, produisant une rotation de la cuisse.

*Comparaison*. Correspond par son insertion à l'épine pubienne et par sa position à l'Adducteur du fémur des Batraciens, mais chez ces derniers le muscle se fixe au femur ou au Fléchisseur du femur (110) et n'arrive jamais jusqu'au tibia.

Furbringer indique exactement l'insertion inférieure au tibia, mais il fait naître ce muscle en partie du pubis et en partie de l'ischion.

Gadow décrit deux muscles. Le premier par sa position et sa description ressemble au muscle que j'ai considéré comme l'Adducteur antérieur du tibia (106), qui chez le *Varanus*, très voisin du *Monitor* est absolument individualisé. Ce muscle d'après Gadow serait une exception chez le *Monitor*. Il n'y a pas, me semble-t-il, de raisons pour en faire une partie du Rotateur inverse du tibia, puisqu'il ne contracte avec lui aucune adhérence et qu'il a une insertion postérieure distincte et même très éloignée de celle de ce muscle. Ces deux faisceaux auraient d'ailleurs des rôles différents.

Quant à la deuxième partie, la seule qui existe chez les autres sauriens, Gadow n'indique jamais d'insertion sur la branche du pubis et donne comme insertions inférieures le tibia et le fibula, mais surtout et quelquefois uniquement ce dernier os.

Hoffmann le fait naître du bord antérieur du pubis, du ligament ilio-sciatiqne et du bord inférieur de l'ischion.

## 118. Adducteur du fémur. (Pl. xxiii, fig. 50. 52).

*Puboischio (ischio) tibialis profundus* (20). Furbringer.
*Ischio femoralis* (11). Gadow.
*Pubo ischio tibialis lateralis.* Hoffmann.

C'est un muscle triangulaire plácé à la face interne de la cuisse, sous les muscles Adducteurs du tibia (106-108).

Il naît par une large insertion du ligament pubo-sciatique et quelques fibres partent même du bord postérieur de la branche transversale de l'ischion, à côté de la symphyse sciatique. Les fibres se dirigent vers le fémur et se fixent au bord inféro-interne de la diaphyse de cet os, au-dessous de l'insertion de la tête profonde de l'Extenseur superficiel du tibia. Cette insertion ne dépasse pas postérieurement le milieu du fémur chez l'*Uromastix*, le *Varanus* et *Lacerta*.

Chez le *Gongylus* au milieu de la cuisse le muscle se transforme en un tendon qui aboutit à la face inférieure de la tête du tibia, mais tout à fait au bord antérieur ; ce tendon s'unit d'ailleurs plus ou moins à la capsule articulaire.

*Fonction.* Déducteur de la cuisse.

*Comparaison.* Il n'a pas d'homologue chez les batraciens. C'est peut être une partie individualisée du Fléchisseur du tibia (110), qui comme on le sait s'insère au fémur chez les anoures. Ceci expliquerait aussi la particularité présentée par le *Gongylus*.

Furbringer indique son insertion au tibia, mais il ajoute qu'il reçoit le tendon terminal du *subcaudalis* (Déducteur caudal supérieur de la cuisse (116).

Gadow cite deux têtes chez beaucoup de sauriens, la première sortirait de l'épine pubienne. Chez le *Lacerta* et le *Cnemidophorus* il y a une seule tête; chez le *Monitor* il y a deux têtes distinctes, mais partant toutes deux du ligament pubo-sciatique.

Hoffmann le fait naître soit du pubis seul, soit du Pubis et de l'ischion et le fait terminer à la face externe de la tête du tibia.

## 119. Fléchisseur du fémur.(Pl. xxiii, fig. 47. 50. 51. 52. 53).

Ce muscle chez les Sauriens se compose de deux parties plus ou moins distinctes. Je vais décrire successivement ces deux têtes.

### Tête supérieure (119′).

*Ileopectineo (pubo)-femorales longi, s. pectinei* (10). Furbringer.
*Ileopectineo (pubo)-femoralis brevis* (11). Furbringer.
*Pubi ischio femoralis externus* (Pars I) (14). Gadow.
*Pubo femoralis longus*. Hoffmann.

C'est un muscle situé à la face ventrale du bassin immédiatement au contact des os. Sa forme est triangulaire, il naît de la branche transversale du pubis et son insertion s'étend de la symphyse jusqu'à l'épine pubienne, elle recouvre aussi l'os (*Uromastix*) ou le tendon (*Varanus*) allant de la symphyse pubienne et la symphyse sciatique, et l'angle antéro-interne de l'ischion qui est voisin.

Les fibres se dirigent en convergeant vers l'extérieur et vont se fixer au trochanter interne du fémur.

*Lacerta* et *Gongylus*. L'insertion d'origine est semblable à celle du *Varanus*, mais s'étend un peu plus sur l'ischion.

Chez le *Gongylus* en outre une partie des fibres passe au-dessus du trou obturateur et va se fixer au bord interne de la partie antérieure du pubis du côté gauche (pour le muscle de droite, et réciproquement).

*Fonction*. Cette partie sert à la flexion, mais produit un léger mouvement de rotation dans le sens inverse.

FURBRINGER décrit deux muscles qui sont évidemment deux parties du même; il ne signale aucun entrecroisement.

HOFFMANN cite l'opinion de différents auteurs. D'après MIVART le muscle de l'Iguana aurait trois têtes sortant du pubis, de la symphyse pubienne, et du ligament pubo-sciatique. D'après SANDERS le *Liolepis*, le *Phrynosoma* et le *Platydactylus* auraient un muscle sortant du ligament pubo-sciatique et de la partie voisine de l'ischion.

### Tête inférieure. (119″).

*Puboischio (ischio)-femoralis s. adductor* (12). FURBRINGER.
*Pubi ischio femoralis externus* (Pars II) (14). GADOW.
*Ischio femoralis*. HOFFMANN.

Ce muscle est situé à la face ventrale du bassin immédiatement en arrière du muscle précédent avec lequel il est d'ailleurs en général plus ou moins soudé surtout à son extrémité postérieure. C'est un muscle triangulaire, dont l'insertion antérieure recouvre presque complètement la face ventrale de l'ischion dans sa moitié interne. Les fibres se dirigent en convergeant vers l'extérieur, contournent le trochanter interne et se fixent à la face inférieure de la tête du fémur.

*Fonction.* Fléchisseur du fémur.

HOFFMANN lui donne comme origines l'ischion et les ligaments pubo et ilio-sciatiques; il se fixerait postérieurement au fémur. Il aurait chez le *Phrynosoma* et le *Platydactylus* d'après SANDERS trois origines, l'ischion, le pubis et la membrane qui recouvre le trou obturateur.

*Comparaison.* Le muscle qui provient de la réunion des deux têtes est l'homologue du muscle de même nom des batraciens.

### 120. Déducteur du fémur. (Pl. XXIII, fig. 47. 48).

*Ileo femoralis, s. glutœus medius* (5). FURBRINGER.
*Ilio femoralis* (5). GADOW.
*Ileo femoralis*. HOFFMANN.

C'est un muscle profond situé à la face externe de la cuisse, sous la tête externe inférieure de l'Extenseur superficiel du tibia (102). Il est triangulaire et son origine musculaire se trouve à la face externe de la branche sacrée de l'ilion au-dessous de celle de la tête externe inférieure de l'Extenseur superficiel du tibia (102).

Ses fibres se fixent à partir de la région trochantérienne sur la face externe et un peu à la face inférieure du fémur, au-dessous de l'origine de l'Extenseur superficiel du tibia (tête profonde) (105).

Son insertion s'étend sur le tiers de la diaphyse chez l'*Uromastix*, sur la moitié chez les autres.

*Fonction*. Déducteur de la cuisse.

*Comparaison*. Correspond au muscle de même nom des batraciens. Chez les urodèles il correspond surtout aux fibres issues de l'ilion.


## 121. Extenseur du fémur. (Pl. xxiii, fig. 47. 48. 49. 50. 51. 52. 53. 54).

*Ileopectineo-trochantineus externus* (8). Furbringer.
*Pubi ischio femoralis internus* (13). Gadow.
*Ischio pubo femoralis*. Hoffmann.

*Uromastix*: C'est une masse musculaire subdivisée elle-même en deux têtes. La plus supérieure, qui recouvre légèrement la seconde naît de la branche transversale du pubis, et son insertion s'étend de la symphyse pubienne au trou vasculo-nerveux, sur la face in= férieure du pubis. La seconde sort du petit os médian, reliant la sym- physe pubienne à la symphyse sciatique.

Ces fibres musculaires s'étendent transversalement et viennent contourner le bord antérieur de la branche articulaire de l'ilion. C'est à ce niveau que les deux têtes confondent leurs fibres, puis se dirigent de haut en bas et se fixent à l'angle supérieur de la tête du fémur immédiatement au-dessous du col.

Si on examine ce muscle sur la face ventrale, on voit qu'une grande partie de la tête supérieure, un peu plus bas que l'épine pubienne se termine à un tendon transversal, qui, comme nous l'avons vu, sert d'origine à une partie de l'Adducteur antérieur du tibia (106) et du Rotateur inverse du tibia (117). De ce tendon part également un faisceau musculaire, qui est comme la continuation du muscle précédent et qui se fixe à l'extrémité antérieure du trochanter interne du fémur. C'est entre ce faisceau et l'insertion principale du muscle que passent la tête interne de l'Extenseur superficiel du tibia (104) et la branche pubienne du Rotateur inverse du tibia (117).

*Varanus.* Même description, mais ici les deux têtes naissent du pubis. Leur insertion d'origine occupe le sommet de la symphyse pubienne sur la face inférieure et sur la face supérieure ; elle recouvre tout le bord antérieur de la branche transversale du pubis, depuis la symphyse jusqu'à l'épine pubienne et sur plus de la moitié de la largeur de l'os.

*Lacerta* et *Gongylus.* La tête supérieure à la face supérieure et à la face inférieure recouvre de son insertion simplement un petit triangle voisin de la symphyse pubienne ; la deuxième tête naît d'un tendon, d'où sort également la tête du côté gauche. L'extrémité antérieure du tendon va rejoindre la symphyse pubienne. Même description pour le reste du muscle. A noter que chez le Lacerta, le petit rameau, qui à la face ventrale va rejoindre le trochanter, est doublé d'un tendon étroit.

*Fonction.* Extenseur du fémur.

*Comparaison.* Correspond aux muscles de même nom des batraciens. Chez les Urodèles le muscle présente un développement bien plus considérable et chez les Anoures il naît de l'ilion par suite de la position antérieure de la branche sacrée de cet os et de la disparition de la face supérieure du pubis.

Furbringer décrit très sommairement un muscle, qui naîtrait du pubis et se terminerait au *trochanter minor* (trochanter interne A. P.). D'après sa position peu visible d'ailleurs sur les figures, il semble correspondre au muscle que je viens de décrire.

Hoffmann décrit un muscle *ischio-pubo-femoralis* qui correspond sans doute, au moins en partie au muscle, que j'ai décrit, il se terminerait au *trochanter minor* (trochanter interne. A. P.) ou dans son voisinage.


122. Rotateur direct du fémur. (Pl. xxiii, fig. 47. 48. 49. 54).

*Puboischio (ischio)-trochanterius longus* (13). Furbringer.
*Pubi ischio, femoralis internus* (13). Gadow.
*Ischio trochantericus longus*. Hoffmann.

C'est un muscle triangulaire situé toujours à la face dorsale du bassin, mais en arrière du précédent. Son insertion fixe se trouve à la face supérieure de l'ischion dont il recouvre presque toute la branche transversale, sauf une place occupée vers l'épine sciatique par l'origine du Rotateur inverse du fémur (124). Ses fibres se dirigent transversalement en convergeant fortement, elles contournent le bord antérieur de la branche articulaire de l'ilion et se transforment en un tendon assez large, qui reçoit une partie du tendon du muscle suivant. Il suit la face externe de la tête du tibia et se fixe latéralement au commencement de la diaphyse près du bord externe, au bord antérieur de l'origine du Déducteur du fémur. (120).

*Fonction.* Sert à faire tourner le femur.

*Comparaison.* Il n'y a pas de muscle homologue chez les Urodèles. Celui des Anoures s'est inséré à l'ilion pour la même raison que le muscle précédent.

Furbringer. Je n'ai pu trouver sur les figures le muscle décrit par Furbringer sous le nom de : *Puboischio trochanterius longus* (13), Il correspond sans doute à mon rotateur direct du fémur, bien qu'il n'y ait aucune relation indiquée entre ce muscle, le précédent et le suivant.

Cet auteur ne donne d'ailleurs aucuns détails ; il dit simplement, qu'il va de la symphyse sciatique à la partie inférieure du trochanter major (bord externe de l'extrémité extérieure du fémur (A. P.)).

Hoffmann donne une description semblable.


**123. Rotateur accessoire du fémur.** (Pl. xxiii, fig. 47, 49, 54).

*Ileopectineo trochantineus internus* (9). Furbringer.
*Pubi ischio femoralis internus* (13). Gadow.

*Lacerta* et *Gongylus* (Fig. 54). Ce muscle bien développé chez ces sauriens se compose de deux têtes, qui s'entrecroisent avec celles du côté opposé. La tête supérieure du côté droit s'insère sur le bord externe de l'extrémité antérieure du pubis. La tête inférieure passe au-dessus du trou obturateur et va se fixer au bord interne de la branche gauche du pubis, elle est plus large que la tête précédente. Entre les deux passe la tête supérieure du muscle de gauche, qui outre son insertion sur le bord externe de la branche gauche du pubis, se fixe aussi un peu au bord interne de la branche droite, au-dessous de l'origine de la tête supérieure droite. La branche inférieure gauche recouverte par les précédentes se fixe au bord interne de la branche droite du pubis, à la suite de la précédente. On voit donc que la branche inférieure droite passe entre les deux têtes du muscle gauche.

Une fois réunies les deux têtes se comportent de la même façon à droite et à gauche, elles donnent naissance à un large tendon, qui se confond en partie avec la face inférieure de l'extrémité de l'extenseur du fémur et d'autre part avec le tendon du muscle précédent.

*Varanus.* Le muscle n'est pas divisé en deux têtes. Son insertion assez large se trouve au bord interne de la face supérieure du pubis, au-dessous de celle de l'extenseur du fémur (121), mais elle s'étend plus loin du côté du trou vasculo-nerveux. Il n'y a pas entrecroisement du muscle de gauche avec celui de droite. Pour le reste comme pour le Lacerta.

*Uromastix.* Ce muscle est encore moins développé que chez le Varanus, il se réduit à un petit faisceau musculaire plat, qui nait du bord interne de la branche transversale du pubis et arrivé au trou vasculo-nerveux se transforme en un large tendon, qui se comporte comme celui des autres sauriens.

*Fonction.* Contribue à l'action des deux muscles précédents.

*Comparaison.* Il n'y a pas de muscle homologue chez les Batraciens.

FÜRBRINGER. Ce muscle peu visible sur ses figures, irait du pubis au *trochanter minor* (trochanter interne A. P.) Il n'indique aucun entrecroisement.

GADOW n'indique pas non plus l'entrecroisement des muscles.

Hoffmann. Je n'ai pas trouvé de muscle dont la description corresponde à celle du rotateur accessoire du fémur.

## 124. Rotateur inverse du fémur. (Pl. xxiii, fig. 47, 48, 49, 53, 54).

*Puboischio (ischio)-trochantericus brevis* (14). Furbringer.
*Pubi ischio femoralis posterior* (15). Gadow.
*Ischio trochantericus brevis.* Hoffmann.

C'est un petit muscle situé du côté dorsal du bassin. Son origine se trouve à la face supérieure de l'épine sciatique, chez l'*Uromastix*, le *Lacerta* et le *Gongylus* ; chez le *Varanus* où cette pointe n'existe pas il naît de l'angle postéro-interne de l'ischion. Ses fibres se dirigent en convergeant vers l'extérieur, passent sous la branche sacrée de l'ilion, et après avoir contourné la branche articulaire de cet os, elles se transforment en un tendon plat, qui se fixe du côté externe, à la tête articulaire du fémur. Cette insertion à côté de la capsule articulaire, au milieu à peu près de l'os, forme une petite ligne transversale au contact du cartilage articulaire.

*Fonction.* Produit la rotation du fémur en sens inverse.

*Comparaison.* Homologue du muscle de même nom des urodèles. Le muscle correspondant des anoures a son insertion d'origine beaucoup plus développée.

Furbringer décrit un muscle, non figuré sur ses planches, sous le nom de *Puboischio trochantericus brevis*, et que je suppose être le muscle que je viens de décrire. Il le fait naître du bord postérieur de l'ischion et du ligament ilio-sciatique, et le fait insérer à la partie supérieure du trochanter major. (Bord externe de l'épiphyse du fémur A. P.)

Hoffmann décrit un muscle, portant le même nom et naissant du bord inférieur de l'ischion, du ligament ilio-sciatique et chez quelques sauriens du pubis (!) Il le fait terminer au trochanter major.

Gadow le décrit très-sommairement et lui donne une insertion inférieure située entre la tête et le trochanter interne du fémur.

## REMARQUES ET CONCLUSIONS RELATIVES AUX SAURIENS.

La marche a lieu d'une façon générale comme pour les urodèles, il y a pourtant quelques différences. Le rôle des muscles caudaux (déducteur caudal supérieur 116 et déducteur caudal inférieur de la cuisse 112) est prépondérant chez les sauriens. Comme ces muscles agissent en prenant pour point d'appui la portion de la queue postérieure à leurs insertions et le fémur, il en est résulté pour le pied une disposition spéciale pour le cinquième doigt. Il forme un angle très ouvert avec les quatre autres doigts, il sert pour ainsi dire d'arc-boutant pour empêcher le recul du pied. Le membre postérieur tend donc à ce point de vue à jouer simplement le rôle de point d'appui, et l'on comprend alors que dans toute une série de sauriens il se soit extrêmement réduit, jusqu'à disparaître entièrement dans le groupe des Ophidiens, après avoir passé à l'état de simple crochet chez les Pythons.

Le pied joue pourtant dans la progression un rôle plus considérable que chez les urodèles, pour deux raisons : la première est que le tarse est devenu purement articulaire, la seconde c'est que les doigts tendent à se mettre parallèles à l'axe du corps et ont remplacé leurs fléchisseurs primitifs très courts par des fléchisseurs superficiels de longueur bien plus considérable.

Les sauriens que j'ai étudiés appartiennent à des groupes assez différents : Humivagæ (*Uromastix*), Scincoïdeæ (*Gongylus*), Lacertidæ (*Lacerta*), Monitoridæ (*Varanus*), c'est-à-dire à trois sous-ordres différents : Crassilinguia, Brevilinguia et Fissilinguia ; malgré cela ils présentent tous le même type de musculature, et ne diffèrent les uns des autres que par des modifications sans importance. Dans ces conditions, je ne puis que regretter de n'avoir pas eu à ma disposition les sauriens étudiés par les savants Allemands, pour pouvoir constater par moi-même les nombreuses différences qu'ils signalent à chaque pas dans la description des muscles du membre postérieur. Pour le *Gongylus*, je puis affirmer qu'il rentre absolument dans le type normal, et la seule modification importante qu'il présente est l'insertion au tibia de l'adducteur du fémur (118) alors que chez les autres il se fixe au fémur.

Sauf quelques anastomoses variables dans les fléchisseurs des doigts, les sauriens que j'ai étudiés diffèrent par l'absence chez certains d'entre eux de quelques muscles tels que les extenseurs des premier et deuxième doigts (81 et 82), ou le fléchisseur de la deuxième phalangine (16). On peut citer encore la division en deux rameaux de l'extrémité postérieure du fléchisseur externe de la jambe (115) ou les insertions supérieures un peu variables de l'extenseur du fémur (121) ou des rotateurs du fémur (122 et 123).

Comme l'étude comparative des différents muscles le montre, le type saurien se rapproche plus du type urodèle que du type anoure, sauf pour la cuisse.

On peut encore constater que les extenseurs et les fléchisseurs de la jambe se fixent au tibia, tandis que les extenseurs et les fléchisseurs des doigts se fixent au côté fibulaire du fémur, au fibula ou au côté fibulaire du pied. Ici pourtant, ce qui n'a lieu ni chez les urodèles, ni chez les anoures, le pied reçoit deux muscles du tibia, c'est l'extenseur du premier métatarsien (97), et un muscle faisant partie de la couche sur-ajoutée : le déducteur superficiel du cinquième doigt (1).

La disposition seule des doigts aurait dû d'ailleurs avertir les différents auteurs que l'axe principal de structure du pied ne pouvait passer, ni par le premier, ni par le deuxième doigts.

Les sauriens nous montrent nettement l'homologie des différentes phalanges, ou des phalangettes des doigts. Les fléchisseurs (16, 17, 18) caractérisent les phalangines qui reçoivent en outre un muscle superficiel, tandis que les phalanginettes ou la phalanginule servent d'insertion à la lame tendineuse la plus superficielle du pied.

*<br>* *

## CONCLUSIONS GÉNÉRALES.

Dans les limites des dissections faites chez les urodèles, les anoures et les sauriens, voici les conclusions que je crois pouvoir tirer.

1º Dans chaque ordre, les membres postérieurs des différentes espèces ne diffèrent que par l'absence chez certaines d'entre elles de muscles ou portions de muscles qui existent chez les autres. On ne trouve jamais (sauf une exception signalée chez le *Gongylus*), de modifications dans les positions relatives des différents muscles où leurs insertions inférieures; seules les insertions supérieures présentent quelques modifications toujours sans importance.

2º Les trois ordres présentent trois types différents bien caractérisés de la musculature du membre postérieur.

Le type urodèle est compliqué par suite de la présence d'un grand nombre de muscles primitifs reliant un segment au segment immédiatement suivant. La cuisse et la jambe ont des musculatures très simples.

Le type anoure se rapproche du précédent par la présence dans le pied d'un grand nombre de muscles primitifs ; comme chez les urodèles, les tendons fléchisseurs des phalangettes forment par leur réunion une aponévrose plantaire superficielle. Le grand allongement du pied a entraîné la division en deux parties de certains muscles. Les os de la deuxième rangée du tarse cessent en général de fournir les insertions supérieures des extenseurs des doigts, à cause de leur très grande réduction. La musculature de la cuisse est plus compliquée, de plus la disparition de la face dorsale du bassin par soudure des deux moitiés a amené de notables changements dans l'insertion supérieure des muscles allant du bassin à la cuisse et à la jambe.

Le type saurien est caractérisé par la disparition presque totale des muscles primitifs et leur remplacement par une nouvelle couche plus superficielle de fléchisseurs des doigts, ou muscles perforés, recouvrant l'aponévrose plantaire et les fléchisseurs des doigts des Batraciens, ces derniers muscles devenant perforants. La complication de la musculature de la cuisse rappelle celle des anoures ; elle est caractérisée par le rôle prépondérant joué par les muscles venant des vertèbres caudales.

3º Si on examine les muscles homologues des trois groupes, on constate que les insertions inférieures sont généralement invariables et qu'il y a, au contraire, un déplacement fréquent des insertions supérieures. Pour les insertions inférieures il arrive quelquefois (adducteurs et déducteurs des doigts des sauriens), que le tendon du muscle se soude aux aponévroses voisines, dont une partie s'individualise formant ainsi un tendon supplémentaire permettant au muscle de mouvoir un plus grand nombre de segments. Le plus souvent il se produit des insertions acquises, c'est-à-dire, que le muscle contracte en certains points des adhérences avec le périoste de l'os sous-jacent, il arrive alors fréquemment que la portion du muscle comprise entre l'insertion primitive et l'insertion acquise disparaisse, ce qui donne au muscle des attaches très différentes de celles de ses homologues. Il peut arriver aussi, lorsque plusieurs muscles se fixent sur le même os, qu'un changement notable dans le muscle principal amène des changements tels dans la forme de l'os, qu'il est impossible aux muscles de moindre importance de continuer à s'y fixer.

4° Comme pour le tronc, les os sont d'abord reliés entre eux par des muscles allant d'un segment à l'autre, plus tard de nouveaux muscles allant d'un segment à un autre plus éloigné sont venus se superposer aux premiers

5° A partir du fémur le rayon osseux unique se bifurque pour donner deux axes. Le plus interne comprend le tibia, le tibial, les premiers tarsalien et métatarsien et le premier doigt. Le plus externe, qui passe par le fibula, se subdivise en deux branches : la branche interne passe par l'intermédiaire, le central, puis se divise en deux rameaux passant l'un par le deuxième, l'autre par le troisième doigts et par les tarsaliens et métatarsiens correspondants. La branche la plus externe se bifurque au fibulaire et donne deux axes passant par les quatrième et cinquième doigts, où ils se comportent comme les axes précédents par rapport aux autres doigts ([1]).

Le fibula semble avoir surtout pour rôle de fournir l'insertion supérieure aux muscles moteurs des doigts, le tibia de fournir l'insertion inférieure aux muscles moteurs de la jambe.

---

([1]) L'embryologie confirme cette manière de voir. GÖTTE a montré que, dans la main des batraciens, les os du tarse présentaient 3 rangées. La rangée proximale est formée par le radial, l'intermédiaire et le cubital, la moyenne par le 1er carpalien. le central et le 4e carpalien, tandis que la rangée distale comprend les 2e et 3e carpaliens. La fig. 15, Pl. XVII et la fig. 36, Pl. XX, montrent que dans le pied la disposition est semblable.

6° Les segments extrêmes des différents doigts, ou phalangettes sont des os homologues ; il en est de même des segments basilaires ou phalanges en contact avec les métatarsiens. Quand le doigt a plus de deux segments, les nouveaux viennent s'intercaler successivement entre la phalange et le segment qui la suit.

Grenoble, le 1er Juillet 1892

## INDEX BIBLIOGRAPHIQUE.

1. 1807. MAYER. Beitrag zu einer anatomischen monographie der Gattung *Pipa*. (*Nova acta. Acad. Leop. Carol. Nat. Cur.* T. XII, p. 527).

2. 1816. KLOETZKE Dissertatio. anotomica de *Rana cornuta* (Berol.).

3. 1825. ZENKER. Batracomyologie (Diss. inaug. Iena, 1825).

4. 1828. VAN ALTENA. Commentatio ad quest. zool. in Acad. Lugduno Batava a 1828 propositam, quâ desideratur ut systematice enumerentur species indigenæ reptilium ex ordine batrachiorum addita unius saltem species anatomia et præsertim osteographica accurata.

5. 1828. MECKEL. System der vergleischenden anatomie.

6. 1834. DUGES. Recherches sur l'ostéologie et la myologie des batraciens aux différents âges.

7. 1835. CUVIER. Leçons d'anatomie comparée (Vol. I-II, Paris).

8. 1847. COLLAN. Iemförande Anatomisk Beskrifning öfver Muskelsystemet hos Paddan (*Bufo cinereus*) Diss. inaug. Helsingfors 1847).

9. 1850. KLEIN. Beiträge zur Anatomie der ungeschwänzten Batrachier. (*Iahres. Heft. f. d. Verhandl. f. Vaterl. Naturk. in Wurtemberg*).

10. 1851. CARUS. Beiträge zur Vergleichenden Muskellehre. *Zeitschr. f. Wiss. Zool.* Bd. III).

11. 1852. GORSKI. Ueber das Becken der Saurier.(Dorpat-Inaugural dissertation).

12. 1856. STANNIUS. Handbuch der Wierbelthiere. (Berlin).

13. 1866. OWEN. Anatomie of Vertebrates (London),

14. 1867. MIVART. Notes on the myologie of *Iguana tuberculata.* (*Proceed. zool. Soc.* 1867, p. 766-97).

15. 1867. MACALISTER. On the homologies of the flexor muscles of the vertebrate limb. (*Journal of anatomy and physiology.* 1867-1868).

16. 1869. MIVART. On the myology of *Menopoma* (*Proc. Zool* soc. London).
Id.     Notes on the myology of *Menobranchus lateralis.*

17. 1869. HUMPHRY. On the disposition of the leg and fore-arm. *Journal of anatomy and phys.* Vol. III. 1868-1869).

18. 1870. FÜRBRINGER. Die knochen und muskeln der Extremitäten bei den Schlangenähnlichen Sauriern. (Leipzig).

19. 1870. SANDERS. Notes on the myology of *Platydactylus japonicus.* (*Proceed. Zool. Soc. London*, p. 413).

20. 1871. HUXLEY. A manual of the anatomy of vertebrates animals. London.

21. 1871. Humphry. The muscles and nerves of the *Crypto-branchus Japonicus*. (*Journal of anatomy and physiology*.)

22. 1872. Sanders. Notes on the myologie of *Liolepis Belli*. (*Proceed. Zool. Soc.* 1872, p. 154).

23. 1872. Humphry. Observations in myology. (8°, Cambridge an London); including the myology of *Pseudopus Pallasii*.

24. 1873. De Man. Vergelykende myologische en neurologische studien over Amphibien en Vogels (*Acad. Proefschrift.*)

25. 1873. Sanders. Notes of the myology of the *Phrynosoma coronatum*. (*Proceed, of the Zool. society of London*, 1874).

26. 1874. Mivart. The common Frog. (London).

27. 1878. Hoffmann. Bronn's Klassen und Ordnungen des Thierreichs, (Bd. VI. Abth. II. Leipzig und Heidelberg).

28. 1879. Schneider. Beitrage zur Vergl. Anatomie und Entwicklungs geschichte der Wirbelthiere.

29. 1880. Sabatier. Comparaison des ceintures des membres antérieurs et postérieurs dans la série des vertébrés (Paris).

30. 1881. Gadow. Beitrage zur myologie der hinteren Extramität der Reptilien. (*Morphol. Jahrb.* Bd. VII).

31. 1881. Hoffmann. Brom's klassen und ordnungen des Thierreichs (Bd. VI. Abth. III. Reptilien).

32. 1882. Ecker und Wiedersheim. Die anatomie des Frosches.

33. 1886. Wiedersheim. Lehrbuch der vergleichenden Anatomie der Wirbelthiere.

34. 1888. Alix. Sur la classification des vertébrés (*Mémoires publiés par la Société philomathique à l'occasion du centenaire de sa fondation.*)

35. 1889. Brooks. On the morphology of the extensor muscles. (*Studies from the Museum of Zoology in University college. Dundee*).

36. 1891. Perrin. Muscles du pied de la *Rana* et du *Bufo*. (*Soc. phil. de Paris*. 8ᵉ série. T. III, N° 1).

37. 1892. Perrin. Muscles du pied de la *Salamandra maculosa* et du *Siredon pisciformis*. (*Soc. phil. de Paris*. 8ᵉ série, T. III, N° 3).

38. 1892. Perrin. Muscles des extrémités inférieures de quelques sauriens. (*Soc. phil. de Paris*. 8ᵉ série, T. IV, N° 2, p. 5).


---

# EXPLICATION DES PLANCHES.

---

[Lorsque le même muscle porte deux noms différents, comme le numéro correspondant est le même, je fais suivre le nom du muscle des lettres U, A ou S, signifiant : Urodèle, Anoure ou Saurien].

| | | | |
|---|---|---|---|
| *a.* | Astragale. | *F.* | Fibula. |
| *C.* | Central. | *Fe.* | Fémur. |
| *Ca.* | Calcanéum. | *i.* | Intermédiaire. |
| *C. h.* | Cartilage hyposciatique. | *il.* | Ilion. |
| *C. T.* | Crête tibiale. | *is.* | Ischion. |
| *c. y.* | Cartilage ypsiloïde. | *P.* | Pubis. |
| *ep. il.* | Épine iliaque. | *t.* | Tibial. |
| *ep. p.* | Épine pubienne. | *T.* | Tibia. |
| *ep. s.* | Épine sciatique. | *t. o.* | Trou obturateur. |
| *f.* | Fibulaire. | *t.v.n.* | Trou vasculo nerveux. |

*1.2.3.4 5.* Premier, deuxième......... cinquième tarsalien.
*I.II.III.IV.V.* Premier, deuxième........ cinquième métatarsien.

# Muscles.

1. Déducteur superficiel du cinquième doigt.
2. Fléchisseur superficiel des doigts.
3.       Id.      de la première phalange.
4.       Id.      de la deuxième phalangine.
5.       Id.      de la deuxième phalange.
6.       Id.      de la troisième phalanginette.
7.       Id.      de la troisième phalangine.
8.       Id.      des quatrièmes phalanginette et phalanginule
9 *a*. Fléchisseur externe des doigts (U)
9 *b*.   Id.  interne des doigts (U).
9 *c*.   Id.  commun des doigts (A).
9 *d*.   Id.  interne des doigts (A).
9 *e*.   Id.  externe des doigts (A).
9 *f*.   Id.  des quatre premiers doigts (S)
9 *h*.   Id.  du cinquième dojgt (S).
9 *i*. Tarso fléchisseur des doigts.
10. Tendon fléchisseur de la phalangette de l'ergot.
11.       Id.      de la première phalangette
12.       Id.      deuxième    id.
13.       Id.      troisième    id.
14.       Id.      quatrième    id.
15.       Id.      cinquième    id.
16. Fléchisseur de la deuxième phalangine.
17.       Id.      troisième    id.
18.       Id.      quatrième    id.
19.       Id.      cinquième    id.
20. Fléchisseur primitif de la troisième phalangine
21.       Id.      quatrième    id
22.       Id.      cinquième    id
23. Fléchisseur de la quatrième phalanginette
24.       Id.      primitif de la quatrième phalanginette
25. Adducteur accessoire du quatrième doigt.
26.       Id.      cinquième doigt
27. Adducteur de la phalangette de l'ergot.
28.       Id.  du métatarsien de l'ergot.
29.       Id.  postérieur du premier métatarsien.
30. Fléchisseur de la première phalange.
31.       Id.      deuxième    id.
32.       Id.      troisième    id.
33.       Id.      quatrième    id.
34.       Id.      cinquième    id.
35. Fléchisseur du cinquième métatarsien (S).
36.       Id.  du premier métatarsien (U).

37. Fléchisseur du deuxième métatarsien (U)
38.     Id.     troisième     id.     (U)
39.     Id.     quatrième     id.     (U)
40.     Id.     cinquième     id.     (U).
41.     Id.     commun profond des phalanges.
42. Fléchisseur profond de la première phalange.
43.         Id.         deuxième     id.
44.         Id.         troisième     id.
45.         Id.         quatrième     id.
46.         Id.         cinquième     id.
47. Adducteur accessoire du cinquième métatarsien.
48. Fléchisseur primitif de la première phalange.
49.         Id.         deuxième     id.
50.         Id.         troisième     id.
51.         Id.         quatrième     id.
52.         Id.         cinquième     id.
53.         Id.         du premier métatarsien (U. A)
53. Déducteur du premier doigt (S).
54. Fléchisseur primitif du deuxième métatarsien (U).
54. Déducteur du deuxième doigt (A. S).
55. Fléchisseur primitif du troisième métatarsien (U).
55. Déducteur du troisième doigt (A. S).
56. Fléchisseur primitif du quatrième métatarsien (U).
56. Déducteur du quatrième doigt (A. S).
57. Fléchisseur primitif du cinquième métatarsien (U).
57. Déducteur du cinquième doigt (A).
58. Déducteur profond du premier doigt.
59.         Id.         deuxième id.
60.         Id.         troisième id.
61.         Id.         quatrième id.
62. Déducteur accessoire du quatrième doigt.
63. Adducteur du deuxieme doigt.
64.     Id.     troisième id.
65.     Id.     quatrième id.
66.     Id.     cinquième id.
67. Premier intermétatarsien.
68. Deuxième     id.
69. Troisième     id.
70. Quatrième     id.
71. Quatrième intermétatarsien accessoire.
72. Fléchisseur profond du cinquième tarsalien.
73. Rotateur direct du pied.
74. Long rotateur direct du pied.
75. Rotateur direct du tibia.
76. Extenseur commun des doigts.
77. Extenseur superficiel de l'ergot.
78.         Id.         du premier doigt (U. S).
78.         Id.         de la première phalange (A).
79.         Id.         du deuxième doigt (U. S).

79.  Extenseur superficiel de la deuxième phalange (A).
80.          Id.          du troisième doigt (U).
80.          Id.          de la troisième phalange (A).
81.  Extenseur du premier doigt (U. S).
81.      Id.     de la première phalange (A).
82.      Id.     du deuxième doigt (U. S).
82.      Id.     de la deuxième phalange (A).
83.      Id.     du troisième doigt (S).
83.      Id.     de la troisième phalange (A).
84.      Id.     du quatrième doigt (U. S).
84 *a.*   Id.     de la quatrième phalange (A).
84 *b.*   Id.     de la quatrième phalanginette (A).
85.      Id.     du cinquième doigt (U. S).
85.      Id.     de la cinquième phalange (A).
86.  Adducteur antérieur du premier métatarsien.
87.  Extenseur profond du premier doigt.
88.          Id.          deuxième id.
89.          Id.          troisième id.
90.          Id.          quatrième id.
91.          Id.          cinquième id. (U. A)
91.  Extenseur accessoire du cinquième doigt (S).
92.  Rotateur inverse du pied.
93.  Extenseur tarsien interne.
94.          Id.          externe.
95.  Extenseur primitif du tibia.
96.  Extenseur primitif du fibula.
97.      Id.     du premier métatarsien.
98.      Id.     du cinquième tarsalien.
99.  Déducteur du fibulaire.
100.         Id.          cinquième métatarsien.
101.  Intérosseux de la jambe.
102.  Extenseur superficiel du tibia (tête externe inférieure).
103.         Id.     id.      (tête externe supérieure).
104.         Id.     id.      (tête interne).
105.         Id.     id.      (tête profonde).
106-108.  Adducteur du tibia (U).
106.  Adducteur antérieur du tibia (A. S).
107.      Id.     moyen du tibia (A. S).
108.      Id.     postérieur du tibia (A. S).
109.  Cutanéo adducteur du tibia.
110-111.  Fléchisseur du tibia (U).
110.  Long fléchisseur du fémur (A)
110.  Fléchisseur du tibia (S).
111-112.  Déducteur caudal inférieur de la cuisse (S).
112.              Id.          id          (U).
113.  Déducteur du fibula.
114.  Fléchisseur primitif du fibula.
115.      Id.     externe de la jambe (U. S)
115.      Id.     de la jambe (A)

116.    Déducteur caudal supérieur de la cuisse (U S)
116.    Coccy fémoral (A).
117.    Adducteur du fémur (U A)
117.    Rotateur inverse du tibia (S)
118.    Adducteur du fémur (S).
119.    Fléchisseur du fémur.
120.    Déducteur du fémur.
121.    Extenseur du fémur.
122.    Rotateur direct du fémur.
123.        Id.     accessoire du fémur
124.        Id.     inverse du fémur.

---

### PLANCHE XVI.

Fig. 1, 2, 3, 4, 5, 6. — *Salamandra maculosa*. Membre postérieur droit, jambe et pied (gr. 4 fois).

Fig. 1. — Face inférieure. Insertions musculaires.

Fig. 2. — Face inférieure. Muscles superficiels.

Fig. 3. — Face inférieure, après l'enlèvement du fléchisseur externe des doigts (9 *a*).

Fig. 4. — Face inférieure après l'enlèvement du fléchisseur externe des doigts (9 *a*), du fléchisseur interne des doigts (9 *b*) et des muscles et tendons qui en dépendent

Fig. 5. — Face inférieure. Muscles fléchisseurs primitifs des métatarsiens et des doigts.

Fig. 6. — Face supérieure. Insertions musculaires.

Fig. 7. — Face supérieure. Muscles superficiels.

Fig. 8. — Face supérieure, après l'enlèvement de l'extenseur commun des doigts.

### PLANCHE XVII.

Fig. 9, 10, 11, 12, 13, 14. — *Salamandra maculosa*. Membre postérieur, bassin et cuisse droits (gr. 4 fois).

Fig. 9. — Bassin, face dorsale et fémur, face externe. Insertions musculaires.

Fig. 10. — Bassin, face dorsale, et fémur, face externe. Muscles superficiels.

Fig. 11. — Figure semblable à la précédente après l'enlèvement de l'extenseur superficiel du tibia (102-103), du déducteur du fibula (113) et du déducteur caudal supérieur de la cuisse (116).

Fig. 12. — Bassin, face ventrale et fémur, face interne. Insertions musculaires.

Fig. 13. — Bassin, face ventrale, et cuisse, face interne. Muscles ficiels.

Fig. 14. — Figure semblable à la précédente après l'enlèvement de l'adducteur du tibia (106-108) et du fléchisseur du tibia (110-111).

Fig. 15. — Membre postérieur droit du *Sauranodon natans*, face supérieure. Figure destinée à montrer la disposition des rayons osseux primitifs.

Fig. 16. — Membre postérieur droit du *Bufo pantherinus*, jambe et pied (gr. 2 fois). Muscles superficiels de la face inférieure.


PLANCHE XVIII.

Fig. 17, 18. — *Bufo pantherinus*, jambe et pied droits (gr. 2 fois).

Fig. 17. — Face inférieure. Insertions musculaires.

Fig. 18. — Face inférieure du pied après l'enlèvement d'une partie de l'aponévrose plantaire.

Fig. 19. — *Bombinator igneus*, pied droit (gr. 4 fois). Face inférieure après l'enlèvement du fléchisseur commun (9 c), du fléchisseur interne (9 b), du fléchisseur externe (9 e), du tarso-fléchisseur des doigts (9 i) et des muscles qui en dépendent.

Fig. 20, 21, 22, 23. — *Bufo pantherinus*. Membre postérieur droit (gr. 2 fois).

Fig. 20. — Pied droit, face inférieure après l'enlèvement des mêmes muscles que dans la figure 19.

Fig. 21. — Jambe et pied, face supérieure. Insertions musculaires.

Fig. 22. — Jambe et pied, face supérieure. Muscles superficiels.

Fig. 23. — Pied, face supérieure après l'enlèvement de l'extenseur commun des doigts (76), des extenseurs superficiels de l'ergot, des première, deuxième et troisième phalanges (77, 78, 79, 80), de l'extenseur de la cinquième phalange (85) et du déducteur du cinquième métatarsien (100).

PLANCHE XIX.

Fig. 24, 25, 26, 27. — *Bufo pantherinus*. Membre postérieur droit. Bassin, face dorsale et fémur, face externe (gr. 2 fois).

Fig. 24. — Insertions musculaires,

Fig. 25. — Muscles superficiels.

Fig. 26. — Figure semblable à la précédente après l'enlèvement de l'extenseur superficiel du tibia (102, 103, 104), de l'adducteur postérieur et du cutanéo-adducteur du tibia (108-109), du déducteur du fibula (113) et du fléchisseur de la jambe (115).

Fig. 27. — Figure semblable à la précédente où il ne reste que les rotateurs direct et inverse du fémur (122-124).

Fig. 28. — *Uromastix spinipes*, jambe et pied droits (gr. 3 fois). Face inférieure. Muscles superficiels.

Fig. 29. — *Varanus arenarius*, jambe et pied droits (gr. 2 fois). Face inférieure. Le déducteur superficiel du cinquième doigt (1) a été en partie enlevée, ainsi que le fléchisseur superficiel des doigts (2) et les muscles qui en dépendent.

PLANCHE XX.

Fig. 30, 31, 32, 32. — *Bufo pantherinus*. Membre postérieur droit (gr. 2 fois). Bassin face ventrale et cuisse face interne.

Fig. 30. — Insertions musculaires.

Fig. 31. — Muscles superficiels.

Fig. 32. — Figure semblable à la précédente après l'enlèvement de l'adducteur antérieur du tibia (106) des adducteur postérieur et cutanéo-adducteur du tibia (108-109).

Fig. 33. — Figure semblable à la précédente, où il ne reste plus que le fléchisseur du fémur (119) et l'extenseur du fémur (121).

Fig. 34. — *Discoglossus pictus*. Cuisse, face interne, membre postérieur droit (gr. 2 fois). Musculature superficielle.

Fig. 35. — *Salamandra maculosa*, jambe et pied droits face supérieure. Figure destinée à montrer la disposition des rayons osseux primitifs.

Fig. 36. — Schema du pied de salamandre.

Fig. 37. — Pied d'urodèle d'après GEGENBAUR, montrant la disposition des rayons osseux primitifs.

PLANCHE XXI.

Fig. 38, 39. — *Uromastix spinipes*. Membre postérieur droit, jambe et pied, face inférieure (gr. 3 fois).

Fig. 38. — Insertions musculaires.

Fig. 39. — Muscles de la jambe et du pied après l'enlèvement du déducteur superficiel du cinquième doigt (1), du fléchisseur superficiel des doigts (2) et des muscles qui en dépendent.

Fig. 40. — *Varanus arenarius*. Jambe et pied droits (gr. 2 fois), face inférieure. Muscles profonds.

Fig. 41, 42. — *Uromastix spinipes*. Jambe et pied droits (gr. 3 fois), face inférieure.

Fig. 41. — Figure semblable à la figure 39 après l'enlèvement du déducteur superficiel du cinquième doigt (1) et des fléchisseurs des différents segments des doigts.

Fig. 42. — Figure semblable à la précédente après l'enlèvement des déducteurs des doigts, du rotateur direct du pied (73) et du rotateur direct du tibia (75).

PLANCHE XXII.

Fig. 43 et 44. — *Uromastix spinipes*. Membre postérieur droit, jambe et pied (gr. 3 fois), face supérieure.

Fig. 43. — Insertions musculaires.

Fig. 44. — Couche musculaire superficielle.

Fig. 45. — *Varanus arenarius*. Jambe et pied droits (gr. 2 fois). Muscles de la face supérieure après l'enlèvement de l'extenseur commun des doigts (76), de l'extenseur tarsien externe (94), de l'extenseur du cinquième tarsalien (98) et de l'extenseur du premier métatarsien (97).

Fig. 46. — *Uromastix spinipes*. Figure semblable à la figure 44 après l'enlèvement de l'extenseur commun des doigts (76), de l'extenseur superficiel des premier et deuxième doigts (78-79), de l'extenseur tarsien externe (94), de l'extenseur du cinquième tarsalien (98) et de l'extenseur du premier métatarsien (97).

PLANCHE XXIII.

Fig. 47, 48, 49, 50, 51, 52, 53. — *Uromastix spinipes*. Membre postérieur droit (gr. 2 fois).

Fig. 47. — Bassin, face dorsale, et fémur, face externe. Insertions musculaires.

Fig. 48. — Bassin, face dorsale, et cuisse, face externe. Muscles superficiels.

Fig. 49. — Figure semblable à la précédente où il ne reste plus que l'extenseur du fémur (121), le rotateur direct du fémur (122), le rotateur accessoire du fémur (123), le rotateur inverse du fémur (124) et les déducteurs caudaux inférieur et supérieur de la cuisse (112 et 116).

Fig. 50. — Bassin, face ventrale, et fémur, face interne. Insertions musculaires.

Fig. 51. — Bassin, face ventrale, et cuisse, face interne. Musculature superficielle.

Fig. 52. — Figure semblable à la précédente après l'enlèvement des adducteurs du tibia (106, 107, 108).

Fig. 53. — Figure semblable à la précédente où il ne reste que l'extenseur du fémur (121), le fléchisseur du fémur (119), le rotateur inverse du fémur (124) et le déducteur caudal inférieur de la cuisse (112).

Fig. 54. — *Lacerta viridis*. Bassin, face dorsale (gr. 2 fois). Extenseur du fémur gauche (121), rotateurs directs du fémur droit et gauche (122), rotateurs accessoires du fémur droit et gauche (123), rotateurs inverses du fémur droit et gauche (124).